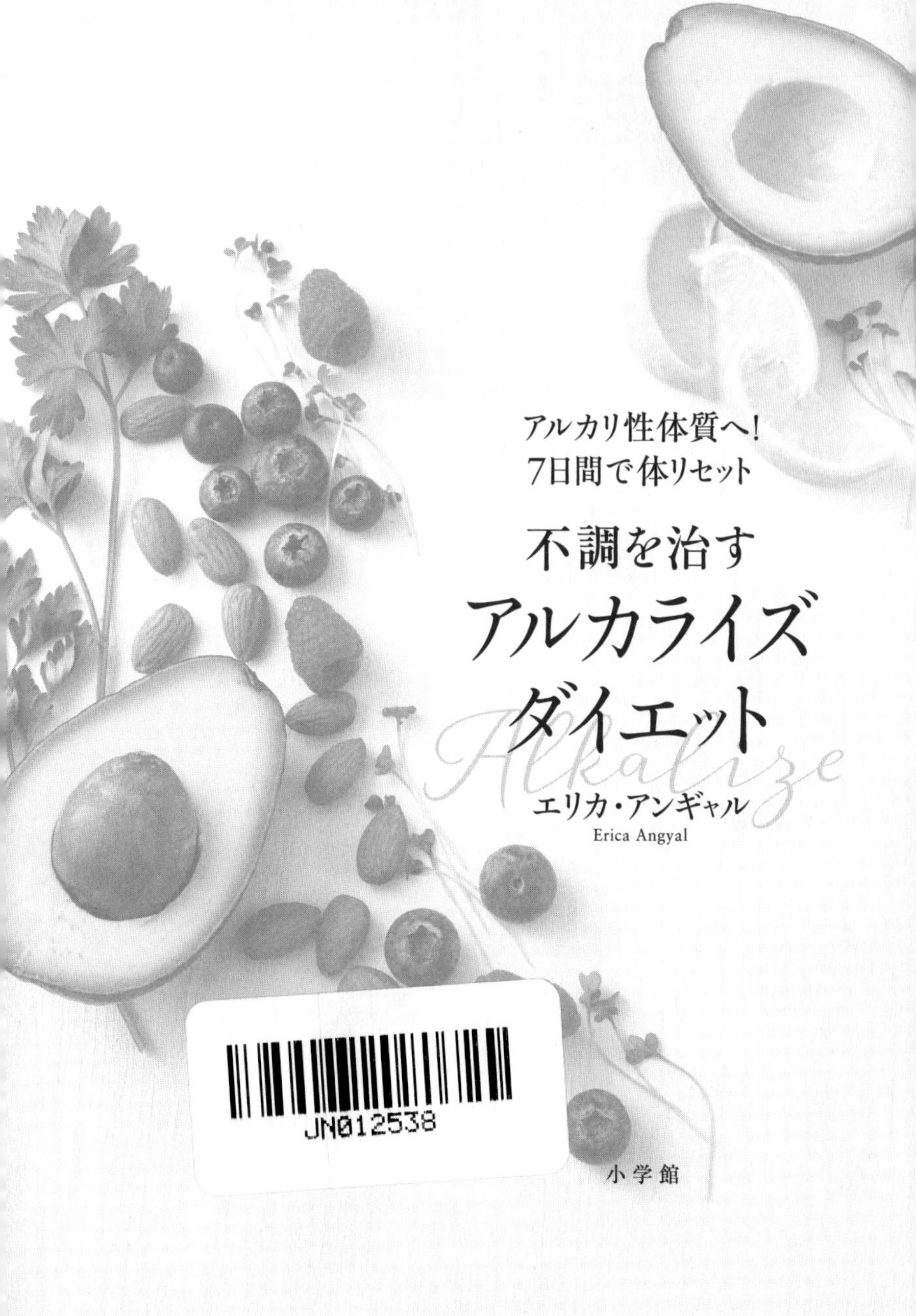

アルカリ性体質へ!
7日間で体リセット

不調を治す アルカライズダイエット

Alkalize

エリカ・アンギャル
Erica Angyal

小学館

はじめに

私は栄養コンサルタントとして長年、多くのアドバイスを行なってきました。日本で初めて書籍を出したのは２００８年のこと。


「カロリーを制限するよりも、何を食べるかが大事」

「美のために良質なオイルを摂りましょう」

「急激な血糖値の変動は美容にも健康にも良くない。だからダイエット中こそ適度に間食をしたほうがいい」

「精製された白い炭水化物より、ブラウンのものを」

こういったアドバイスは、当初驚きをもって受け止められたものです。「カロリー制限をしなくてもいいの？」「ダイエットをしたいのに油分を摂ったり間食をしてもいいの？」という質問をたくさん受けました。

それから15年以上が経過し、今ではオメガ3の油が体に良いことも、血糖値を適切にコントロールすることが重要であることも、一般常識となりつつあります。物珍しい存在だったスーパーフードや全粒粉の食材なども、身近な存在となりました。体に良いスナックとして無添加のナッツやドライフルーツを固めたバーや高カカオチョコレートが、コンビニエンスストアでも手に入る時代になっています。

そこで日本の皆さんに、新たなる画期的なアドバイスをお伝えしたいと思います。それが「アルカライズ」。

アルカライズとは、英語で「体をアルカリ性に近づけること」を意味する言葉です。日本では聞きなれない言葉ですが、私の母国オーストラリアやアメリカ、イギリス、ヨーロッパなどの欧米諸国では、健康や美容に欠かせない考え方として一般的に広く知られています。書店に行けば必ずといっていいほどアルカライズに関する書籍が並ぶコーナーがありますし、SNSでも#alkalizeとタグをつけてグリーンジュースやpHチェックシートを片手に撮影した投稿をたくさん見かけます。俳優やスポーツ選手、スーパーモデルなど数多くのセレブリティが実践していることでも有名です。

アルカライズのいちばんの魅力は、体を正常に保つための根源の部分を整えてくれること。細胞のひとつひとつから、全身を満たす体液にいたるまで、最高のパフォーマンスを発揮できる環境へと最適化してくれるのです。その結果、代謝が上がり、エネルギーに満ち、全身の巡りも脳の働きも向上します。だから、メリットは計り知れません。ウェイトコントロールが気になる人はもちろんやせやすい体になりますし、肌や髪もキレイになります。さらには、体のパフォーマンスが高まるので、エイジングによる変化や不調が起こりにくくなります。最近疲労感が抜けなくなった、慢性的な痛みがある、モヤモヤ・イライラとした気持ちが晴れない……そんな不調を感じている人は、ぜひこの本を参考にしてください。

そして何より、アルカライズを実践していくと朝の目覚めがハッピーになります。起きた瞬間「I FEEL GOOD!!」と感じられるミラクルな変化を、ぜひあなたにも体感してほしいと思います。

エリカ・アンギャル

はじめに　2

Part 1

アルカライズって何ですか？

格言1　アルカライズとは、酸性に傾きがちな体を本来の弱アルカリ性に戻すこと　12
格言2　実は、人間の体は常に一定のpHを保っている　14
格言3　現代社会を生きる大人は酸性化しやすい　16
格言4　酸性化を抑えると体はラクに元気になる　18
格言5　アルカライズを意識すれば、ダイエットもアンチエイジングもうまくいく　20
格言6　アルカライズは日本人の体質に合っている　22
格言7　アルカライズを習慣にすると目覚めた瞬間から幸せな気分になれる　24

人体の主な部位のpH値　26

Contents

Part 2

理論編

アルカライズのメカニズム

私たちの体はアルカリ性。そして酸を吐き出しながら生きています　28
アルカライズの基本は食の見直し　35
世界に広がるアルカライズ。近年、その重要性にますます脚光が　42

Part 3

アルカライズの効用12

効用1　やせる　52
効用2　活力がわく　54
効用3　美肌になる　56
効用4　リバースエイジング　58
効用5　免疫力アップ　60
効用6　頭が冴える　62
効用7　快腸　64
効用8　抗炎症　66
効用9　痛みの軽減　68
効用10　骨や筋肉を強くする　70
効用11　ホルモンバランスの調整　72
効用12　幸福感が増す　74

Part 4

実践編

食のアルカライズ

目指すのは、酸性度の高い食品を減らすこと。

アルカリ性食品70%：酸性食品30%のバランスを意識して 78

積極的に摂りたい　野菜　果物　海藻 80

動物性食品は基本的に酸性。　肉　魚　卵　乳製品 85

穀物、種子類など野菜以外の植物性食材について 89

その他、調味料や香辛料、嗜好品について 93

できる限り減らしていきたい　加工食品 100

Part 5

生活習慣編

私も実践中！ アルカライズ生活を始めよう

アルカライズな生活で

目覚めた瞬間から I feel good! 104

アルカリ性食品70%の食事+
エリカ式、7日間アルカライズプログラム 112
1日の食事モデルケース 120
あとがき 122
参考文献 124

［巻末カラーページ］

アルカライズレシピ14

●アボカドポンセン 2
●ブッダボウル 2
●わかめとビーツ、紫キャベツのサラダ 3
●キャロットスープ 4
●具だくさん味噌スープ 5
●カリフラワーライスと
彩り野菜の太巻き 6
●スクランブルターメリック豆腐 7
●鮭とアスパラのレタスラップ 8
●ビューティボール 9
●バナナボート 10
●デーツandナッツ 10
●わかめベリースムージー 10
●チアシードプディング 11
●チアフレスカ 11
アルカリ性／酸性 フードリスト 12

Part 1
アルカライズって何ですか?

アルカライズとは、
酸性に傾きがちな体を
本来の弱アルカリ性に戻すこと

格言 1

私たちの体内は、基本的に弱アルカリ性に保たれています。胃の中や肌表面といった一部の場所を除き、体内のほとんどの体液、細胞、組織が弱アルカリ性なのです。ところが、食事の習慣や生活習慣などによって、弱アルカリ性から酸性へとpHが傾きやすくなります。また、それなりに気をつけていても、加齢によって代謝機能が低下していくにつれ、若い頃よりも酸性化しやすくなります。さらには、肥満であったり、腸内環境が乱れていたり、血糖値やコレステロール値が基準よりも高い人は、体の酸性化が進みやすくなります。[*1]

体が酸性に傾くと、さまざまな不調が現れ、疾患を引き起こしやすくなります。また、**メンタルにも影響が出て、落ち込みやイライラなども感じやすくな**ります。そんな慢性的な不調を根本から改善する生活習慣が「アルカライズ」。酸性化を招く要因をなるべく取り除き、アルカリ性の食品を積極的に取り入れ、体本来のアルカリ性を取り戻します。そうすると、全身の働きが活発になります。**心身ともに若々しく快適に、元気でいられるのです。**

実は、人間の体は
常に一定のpHを保っている

格言 2

pH（ピーエイチ、昔はペーハーとも）とは、酸性やアルカリ性の度合いを示す指標のこと。0から14まで数値があり、真ん中のpH7が中性で、それより低いものが酸性、高いものがアルカリ性となります。**私たちの体にはもともと、体内のpHが大きく変動しないように調整する恒常性が備わっています。**中でも血液は厳密にコントロールされていて、pH7・35〜7・4の弱アルカリ性を常にキープしています。（P26参照）というのも、血液のアルカリ度がここから外れると命に関わります。だから、酸性に傾きそうなときは緩衝（buffer）作用や排出機能により、血液を一定のpHに保ちます。

言い換えれば、血液を弱アルカリ性に保つために、体は常に労力を費やしています。ストレスや食習慣などで酸性に傾きやすい人は、それだけ体に負担がかかっているのです。その結果、疲労や疾患が引き起こされ、老化も加速しやすくなります。**「アルカライズ」を実践すると体がラクに、軽快に感じられます。**〝酸性化〟という余計な負荷を取り除くことで、本来の機能的な体を取り戻すことができるのです。

現代社会を生きる大人は酸性化しやすい

格言 3

時代とともにテクノロジーが進化して、私たちの生活はとても便利になりました。それと引き換えに、心身にかかるさまざまなストレスが増大しています。たとえばスマホやPCが広く普及するにつれ、ブルーライトや眼精疲労による若年性老眼や睡眠障害、SNS依存といった〝デジタルストレス〟に悩まされる人が増えました。モニターを眺めていると知らずしらずのうちに呼吸が浅くなり、体の酸性度を高めてしまうこともわかっています。[*2] 同様に、食生活もインスタント化が進み便利になった反面、加工度の高い食品を口にする機会が増えました。**加工の過程でミネラルやビタミン、食物繊維、抗酸化成分などが失われた食品は、フレッシュな食材と比べると酸性度が高くなります。**また、欧米化した現代の食事は、動物性脂肪や精製された穀物などの割合が多く、伝統的な日本食と比べると酸性に傾きやすい食習慣になっています。現代を生きる私たちが健やかな体を保つためには、意識して酸性化を打ち消す（＝アルカライズ）生活習慣を実践していく必要があります。

酸性化を抑えると体はラクに元気になる

格言 4

私たちの体のシステムは、起きている間はもちろんのこと、寝ている間も休むことなく働き続けています。取り込んだ栄養分や酸素をもとに、体の各細胞や臓器を新しく生まれ変わらせたり、傷ついた場所を修復したりとメンテナンスを行なっています。そのときに働くのが、代謝酵素。何千種類もの酵素が活発に化学反応をすることで、私たちは健やかな体をキープできているのです。細胞が生きていくためのエネルギーを生み出すためにも、酵素は不可欠の存在です。

実は、体内の酵素が活発に働くためには条件があります。酵素の働きは周りの環境に左右される性質をもっていて、体が酸性化すると活動が鈍くなってしまうのです。一方で、**体が本来の弱アルカリ性に保たれているとき、酵素の働きは最適化**します。体のすみずみまで代謝が高まり、生み出されるエネルギーも最大に。つまり、アルカライズを意識すれば、細胞のひとつひとつが元気で若々しい状態でいられるのです。アンチエイジングや健康長寿の最大の鍵といえます。

アルカライズを意識すれば、ダイエットもアンチエイジングもうまくいく

格言 5

世の中にダイエットやアンチエイジングに良いといわれる方法はたくさんあります。一過性のブームですぐに下火になってしまうものもあれば、「ベジファースト」や「腸活」のように、無理なく続けられる生活習慣として世界中の人々に支持され続けるものもあります。アルカライズはもちろん、後者。一度その理論を理解すれば、一生モノの健康長寿法として続けることができます。

というのも、**アルカライズは決して目新しいものではなく、昔から存在する体質改善方法**だからです。たとえば、アルカライズで推奨するのは「フレッシュな野菜や果物、海藻（＝アルカリ性食品）をたっぷりと摂り、精製された穀物や加工食品、お菓子やアルコールなど（＝酸性食品）をなるべく避ける」食事法。これは、長い歴史をもつアーユルヴェーダや、マクロビオティックにも共通する基本的理論です。近年、アンチエイジングや生活習慣病予防が医療の大きな課題となったことで、アルカリバランスと健康との関連が改めて見直されています。多くの研究の中で科学的にもさまざまな健康増進、疾病予防効果が実証されるようになり、改めて注目度が高まっています。

アルカライズは日本人の体質に合っている

格言 6

アルカライズにおける食事の基本ルールは、**なるべく酸性食品を避け、食べるものの約7割をアルカリ性食品にするというもの。**

酸性食品＝白砂糖や小麦粉など精製されたもの、肉や卵などの動物性食品、加工食品やジャンクフード、人工甘味料、アルコール

アルカリ性食品＝野菜、キノコ類、海藻、柑橘類、醤油や味噌、酢などの発酵調味料、玄米

こうやって見ると、アルカリ性食品は和食に適していることがよくわかります。野菜のおひたし、味噌汁、ひじきやわかめ……、伝統的な和のおかずは、ほとんどがアルカリ性食品です。また、焼き魚を食べるときはレモンやすだちなどの柑橘類を添えたり、大根おろしを加えたりと、アルカリ性度を高める食の工夫が伝統的にあります。アルカライズは、日本人にとって親しみがあり、実践しやすい食事療法なのです。

アルカライズを習慣にすると
目覚めた瞬間から
幸せな気分になれる

格言 7

アルカライズにはさまざまな健康&美容効用があります。ダイエット、アンチエイジング、免疫力アップ、慢性的な痛みの緩和[*3]、お通じの改善、肌の色ツヤアップ、快眠、疲労の回復、体力の増強……これらの変化をひとことで表現するなら「**いろいろな不調が取り除かれて、体全体のエネルギーがアップする**」ということ。細胞のひとつひとつが最適化されて機能的に働く体は、エネルギーに満ちていていつでも元気。その人にとって理想的な調子に整うのです。

朝起きた瞬間から、体が軽くて頭がすっきりとしています。「FEEL GREAT! FEEL SO HAPPY!!」。英語ではそのように表現します。体の調子が絶好調だと、気持ちまで明るくなります。心身ともに爽快だから、1日を積極的にスタートさせて充実した毎日を送ることができます。健康や美容を通じて人生そのもののクオリティを高めることができる、アルカライズは素晴らしい生活習慣なのです！

人体の主な部位のpH値

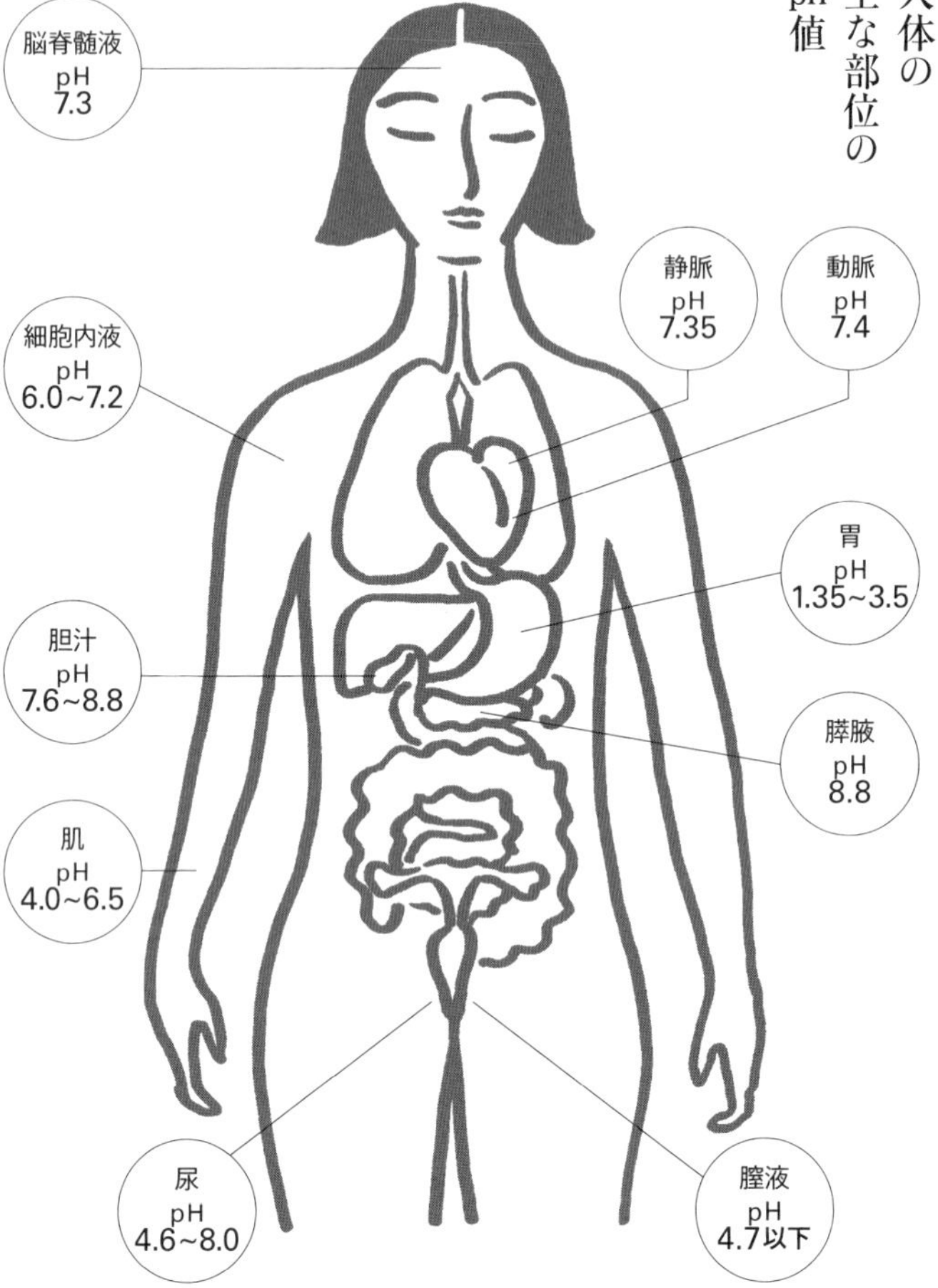

参考資料／ Schwalfenberg GK."The alkaline diet: is there evidence that an alkaline pH diet benefits health?" J Environ Public Health. 2012 ; 2012:727630.doi:10.1155/2012/727630.Epub 2011 Oct 12.PMID:22013455;PMCID:PMC3195546

Part 2

理論編

アルカライズのメカニズム

私たちの体はアルカリ性。そして酸を吐き出しながら生きています

人間の体は弱アルカリ性。中でも血液のpHは常に一定に保たれています

子どもの頃、学校の授業でリトマス紙を使った実験をしませんでしたか？ビーカーに入れた液体にリトマス紙を入れて、紙が赤くなったら酸性、青くなったらアルカリ性、とチェックする実験です。pHは0から14まであって、真ん中の7が中性。それより低い0〜7未満が酸性、7より上がアルカリ性となります。真水は中性のpH7・0ですが、そこにいろいろな物質が溶け込むことで

酸性やアルカリ性に変化します。たとえば雨水は、大気中のCO_2（炭酸ガス）や大気汚染物質を吸収しながら地上に届くのでだいたいが酸性です。一方で塩分やマグネシウムなどのミネラルがたっぷりと溶け込んだ海水はアルカリ性です。

自然界に存在するすべてのものに、それぞれパーフェクトなpHバランスがあります。たとえばもともとpH8・2だった海水は、近代化によって大気中の炭酸ガスや海に流れ込む汚染物質などが増えた影響によってpH8・1へと下がりつつあります。たった0・1の変化が、サンゴなどの海洋生態系に大きな影響を与え、絶滅につながる可能性があることが世界的に問題となっています。[*1]また土壌も、農薬や合成肥料などの使用により酸性に傾くと、枯れてしまう植物があります。海も土も、そこで生きるものに最適なpHが決まっているのです。

では人間の体は？　答えは〝ほぼアルカリ性〟です。

厳密にいうと、体の中にもアルカリ性でない部分があります。胃は食べたものを分解・消化するためにとても強い酸を分泌しますし、女性の膣は外部から入った雑菌が繁殖しないように中酸性（pH4・7以下）に保たれています。また、肌の表層も弱酸性。弱酸性だと良い働きをする常在菌が棲みやすくなり、肌のバリア機能が正常に働くといわれています。消化や抗菌のために、最適なpHに保たれているのです。

一方で、そのほかの臓器や、骨・血液……つまり体内部のほとんどは、弱アルカリ性に保たれています。なぜならば、それが人間の体を機能させるために最適なpHだから。細胞がエネルギーを生み出したり、代謝酵素が活発に働いたりするには、弱アルカリ性の環境が必要なのです。中でも、血液のpHが大きく変動すると命に関わるので、血液は厳密にコントロールされています。万が一酸性へと傾きそうなときは、緩衝作用や酸を排出したりするシステムが体には備わっています。これをpHの恒常性（ホメオスタシス）と呼びます。

一定のpHをキープするために
私たちの体は休みなく働き続けています

私たちの体に備わっている恒常性にはさまざまなものがあります。わかりやすいところでいえば、体温。寒いところで過ごしても、真夏の暑い日でも、私たちの体は一定の体温を保っています。病原菌やウイルスなどが体内に入ったときはそれと闘うために一時的に体温が上がりますが、やがて元に戻ります。一方で、体を冷やすような生活習慣を続けていたり、加齢によって体温調整機能が低下してきたりすると、冷えが慢性化して体にさまざまな不調が出てきます。同様に、**体のpHも常に一定にコントロールされています。生きていくのに欠かせない基本的な体のシステム**なのです。少し専門的な話になってしまいますが、pHを保つ体の仕組みについて解説します。

まず、体の中で最も厳密にpHがコントロールされているのが血液です。血液のpHが大きく変動すると命に関わります。だから、常にpH7・35〜7・4の間（弱アルカリ性）に保たれています。その範囲よりもほんのわずかでもpHが外れると、「緩衝系」というシステムが働いて、すみやかに元に戻します。

そして、体の中で発生した酸を排出する役割を担っているのが腎臓と肺です。**腎臓は体内の酸性物質をろ過して、尿として排出**します。たくさんの酸性物質がろ過されたときは、尿のpHが低く（酸性に）なります。健康な人の尿の基準値がpH4・6〜8・0と幅があるのはそのため。恒常性によって、過剰な酸は体外へと排出されます。

また、**肺は呼吸によって酸を体外へと排出**します。息を吐くと肺から炭酸ガスが排出されますが、炭酸ガスは酸性の物質です。激しく運動したときにハアハアと呼吸が荒くなるのは、運動によって発生した乳酸をすみやかに排出しようとする体の働きなのです。

このように、体は体内で発生した過剰な酸を排出するために24時間、働き続けています。言い換えれば、休みなく〝pHを整えるお仕事〟を課せられているのです。私たちは、その働きを食習慣や生活習慣を改善することでサポートすることができます。それが「アルカライズ」なのです。

加齢とともに、体は酸性化。
体のさまざまな部分に負担がかかります

いくつものシステムの働きにより、体内で発生した酸は尿や呼吸などによって排出されていく……これが健康な体のメカニズムです。でも、酸が増えすぎると排出のスピードが追いつかなくなります。そうなると、過剰になった酸は、血管以外の全身の組織に留《とど》まっていくことになります。全身が少しずつ、酸性化してしまうのです。

全身の多くの細胞・体液・酵素などは、pHが弱アルカリ性のときに最適化さ

れて、最高の機能を発揮します。だから、酸性へ傾くと体の機能が全般的に低下していきます。生み出されるエネルギーが減る、代謝が低下する、解毒や排出のシステムも滞っていく……というように、さまざまなところに影響が出てきます。炎症が起こりやすくなったり、体を構成するたんぱく質が劣化したりとダメージが蓄積していき、不調や疾病の原因となります。

また加齢によっても体の酸性度は高まります。体の中で発生した酸を緩衝する作用や排出する機能が少しずつ低下してくるからです。40代以降は、体の機能の低下が生活習慣病となって現れてきやすくなります。高血圧症、脂質異常症、がん、2型糖尿病、肥満症……こういった生活習慣病の症状が見られる人たちはそうでない人たちと比べて、酸性度が高いというデータもあります。[※2]

つまり体のpHは、健康と美容の重要なバイオマーカーなのです。体の酸性度が高まる40代以降は、特に日々の生活で体の酸性化を打ち消す「アルカライズ」を意識していく必要があります。

アルカライズの基本は食の見直し

酸性食品を減らしてアルカリ性食品を増やす。
野菜・果物・海藻を多く摂る、と覚えればいい

酸性に傾きがちな体を本来の理想的な状態へと戻すためにまず取り組みたいのが、食生活の見直しです。ポイントはふたつあります。

ひとつめは、酸性化を加速させる「酸性食品」の摂取を減らすこと。
具体的には、ジャンクフード・スナック菓子・ソーセージやハムといった、加工度が高く添加物を多く使っている食品を避けます。また、精製度の高い白砂糖や小麦粉なども体を酸性に傾けやすいので、それらを大量に使う市販の菓子パンや焼き菓子なども控えめにしたいところです。粉をつけて大量の油でフライする揚げ物も酸性食品となります。

ふたつめは、酸を打ち消してアルカリ化を促す「アルカリ性食品」を積極的に摂ること。

具体的には、野菜や果物、海藻類などミネラルやポリフェノール類をたっぷりと含むものが、アルカリ性度の高い食材となります。詳しくはＰａｒｔ４で解説していますが、とりあえずは**「海や畑からとれる、フレッシュな野菜・果物・海藻を中心に食べる」と意識すれば、間違いありません。**それらを、よく噛んでゆっくりと食べるようにしましょう。咀嚼によって唾液を出し、よく噛んで胃への負担を減らすことも、体のアルカライズを助けます。また、食品は加工度が高くなるほど酸性度が高くなる傾向にあるので、出来合いのものよりも自分で調理して食べることをおすすめします。

ちなみに私は「アルカリ性食品70％、酸性食品30％」のバランスを推奨しています。野菜などを中心としたアルカリ性食品が献立の中心となるように、そして加工度の高い食品をなるべく減らしていきます。ただし、酸性食品を徹底的に0％に近づけようと努力する必要はありません。

食事で大切なのはバランス。いろいろな食材を、彩りよく組み合わせて食べるのが理想なのです。

アルカリ性食品、酸性食品とは？ 食品そのもののpHではありません

実は、「アルカリ性食品」「酸性食品」という分類は、食材そのもののpHとは一致しません。たとえばレモンやライムは酸っぱくて酸性ですが、アルカリ性

食品。**食材そのもののpHではなく、体の中に入ったときの働きで分類していま
す。**おおまかに分類すると「野菜、果物、海藻などの多くはアルカリ性、加工
食品や精製されたもの、肉や卵などの動物性食品はたいてい酸性」と分けられ
るのですが、例外もあり、これからアルカライズに取り組もうとする方は、少
し混乱するところがあるかもしれません。実は、インターネットで「アルカリ
性　酸性　食品リスト」などと検索すると、あるサイトではアルカリ性とされて
いる食材が別のサイトでは酸性と分類されているなどバラついていることがあ
ります。いったい何が正解なのでしょうか。その答えをお伝えします。

科学の進化とともに食品のアルカリ性／酸性を計測する方法は進化していま
す。かつては、食物をいったん燃やして灰にして、その灰を水に溶かしたもの
のpHを計測していました。こうすると、食材の中に含まれるミネラルの種類を
知ることができるのです。燃やしたときの灰にカルシウムやマグネシウム、カ
リウムなどのアルカリ性を示すミネラルが多く含まれているものは「アルカリ

性食品」と分類されます。その逆に、リンや硫黄など酸性を示すミネラルが多く含まれているものは「酸性食品」となります。1900年代初頭に、ニューヨークの医師ウィリアム・ハワード・ヘイ博士がこの計測方式を用いてアルカライズの基礎を築きました。アルカリ性度の高いものから酸性度の高いものまで、さまざまな食材が分類されるようになりました。

そして時代が進み、食べたものが体に入ったときにpHにどのように影響するのかについて、より深く研究されるようになりました。その結果、食材に含まれるミネラルだけでなく、たんぱく質（アミノ酸）のバランスや、腸管での吸収率、腎臓にかかる負荷、尿への酸排泄量などまで考慮するようになったのです。1995年には、ドイツのふたりの科学者（Thomas Remer博士とFriedrich Manz博士）が、食品の栄養組成からアルカリ性／酸性の指標を測る数式「PRAL値」を発表しました。さらに研究が重ねられ現在では「NEAP値」も加え、医学的な研究や栄養指導などに用いられています。ちなみにこれらの数式を用いると、たんぱく質を多く含む食材は酸性度の高い食品として分類されます。かつて豆類はアルカリ性食品として分類されていましたが、豆類の中でもたんぱく質の含有量の多い大豆などは、この方式だと高酸性食品として分類されます。

つまり、長い歴史の中で、食品のアルカリ性／酸性を評価する基準は変化してきているのです。データ元によって食品の分類にバラつきが見られるのはそのためです。この本では、アップデートされたデータを収集してまとめているアメリカのスーザン・ブラウン博士が２０１３年に発表した食材分類ガイドを採用しています。[*3]

ちなみに、最新のデータでは高酸性と分類される大豆についてですが、大豆にはイソフラボンや食物繊維なども豊富で、体にメリットの多い食材だといえます。良質なたんぱく質は、健康と美容のために欠かせない栄養素です。全体のバランスに気をつけさえすれば、積極的に摂って良い食材だと考えます。私がアルカライズダイエットで「アルカリ性食品７割・酸性食品３割」のバランスを提唱する理由はそこにあります。食材リストとにらめっこをして酸性食品をゼロにしようと頑張るのではなく、**「全体の7割がアルカリ性であれば良い」と捉えて、バランスの良い献立を毎日続けていくことが大切です。**

世界に広がるアルカライズ。近年、その重要性にますます脚光が

実は日本発祥?!
世界のセレブが実践するアルカライズ

アルカライズは日本ではまだなじみのない言葉ですが、アメリカやオーストラリア、ヨーロッパでは「ALKALIZE（アルカライズ）」もしくは「ALKALINE（アルカライン）」は、もはや誰もが知っているような一般的な言葉となっています。書店に行くとたいてい、アルカライズ関連の本を集めたコーナーが存在するほどです。アンチエイジング、ダイエット、健康長

寿を目指す美容・健康法のひとつとして、長年高い人気を誇っているジャンルなのです。

スーパーモデルのジゼル・ブンチェンとその元夫であるアメリカンフットボール選手のトム・ブレイディ、女優のグウィネス・パルトロー、ケイト・ハドソン、ジェニファー・アニストン、デザイナーのヴィクトリア・ベッカム、スーパーモデルのペトラ・ネムコバ、エル・マクファーソン、メイクアップアーティストのボビイ・ブラウンなど、数多くのセレブリティがアルカライズダイエットを実践しています。また、女優であり写真家であるクリス・カーは、アルカライズを中心とした食事療法によってステージ4のがんを克服し、その後『CRAZY SEXY DIET』『CRAZY SEXY KITCHEN』など、食に関する著書を出しています。また、アメリカの国民的人気番組の司会者ケリー・リパが番組の中でアルカライズを実践していることを発表し、彼女が通っているクリニックのドクター、ダリル・ジョフレ博士の著書『GET OFF YOUR ACID』は世界的なベストセラーとなりました。

多くの日本人が「梅干しはアルカリ性」だと知っている

実はアルカライズの概念を世界で最初に提唱したのは日本人だという説があります。1851年に福井県に生まれ、栄養学のまだない時代に医食同源を唱えた石塚左玄《さげん》という人がいます。彼は酸とアルカリのバランスに着目し、アルカリ性食品を多く摂る食養術を推奨しました。*4 彼の唱えた「陰陽調和」(陰＝野菜や果物などカリウムを多く含む植物性食品。陽＝塩気の多いものや動物性食品)、「一物全体食」(精製した食品を避け、たとえばお米なら白米でなく玄米を食べる)といった考えは、その後マクロビオティックに受け継がれて発展していきます。

「梅干しはアルカリ性食品だから体にいい」という言葉を聞いたことはありませんか？　アルカライズという言葉に耳なじみはなくても、実は日本人は世界に先駆けてアルカリ性／酸性食品という概念を取り入れてきた歴史があるのです。伝統的な日本の食習慣には、アルカライズのヒントがたくさんあります。

ただし、先にも説明しましたが、食べ物に含まれるアルカリ性／酸性が体の中に入ったときにどのように働き、作用するのかについて生物化学的な研究が始められてまだ100年程度。その間にさまざまな研究アプローチが見出され、新しい事実が解明されています。その過程で、過去に正しいとされていたことが否定され、より正確な理論が打ち立てられたりします。

日本では、1980年代にアルカリ性健康法がいったんブームになりましたが、「食品のアルカリ性／酸性だけでは説明のつかないことがある」と否定され、栄養学の教科書からも食品のpHに関する表記がなくなりました。その後、再び健康長寿・疾病予防の医学研究の観点からアルカリ食の効用が見直され、近年では国立がん研究センターが、酸性度の高い食生活を続けると死亡率が上昇するという発表を行なっています。[*5]

現代的な生活に求められる
アルカライズな生活習慣

アルカライズの基本は食生活の改善ですが、同時に生活習慣も見直していく必要があります。睡眠不足、ストレス、運動不足による筋力の低下などが、体の酸性化に密接に関わっていることが数多くの論文で発表されています[*6]。

中でも現代人が特に気をつけたいのが、ＰＣやスマホを長時間見続けることによるデジタルストレスです。**デジタルデバイスを集中して見ているとき、人は無意識のうちに呼吸が浅くなり、本来なら息によって吐き出す酸が体の中に溜まってしまい、体の酸性化が進む**というデータがあります。さらには、寝る前にモニターの光を見続けていると脳が覚醒状態になり、睡眠の質が低下しやすくなります。モニターを見るときはたいてい猫背の姿勢となりますから、体のコリやゆがみを引き起こしたり、それが血行不良やむくみなどにつながったりと、さまざまな弊害につながりやすくなります。

全身の循環を良くすることも大切です。私たちの体は、体液・細胞・臓器のすべてで発生した過剰な酸性物質を排泄するという営みを行なっています。巡りを良くすることで、その働きがよりスムーズになります。

直接的に巡りを高めるには、ウォーキングや体操などの有酸素運動がおすすめです。また、トランポリン運動のように、何度か繰り返しジャンプをするとより強力に全身の巡りを促すことができます。ブラッシング、マッサージなどのセルフケアも効果的です。

さらに、より広い視野で全身の巡りを考えるなら、自律神経を整えることを意識しましょう。自律神経とは、緊張状態とリラックスした状態とを切り替える脳のシステムのこと。人間の体は、朝起きたとき〝交感神経〟が優位になってシャキッと目覚めて活動をスタートし、夜は〝副交感神経〟が優位となり、眠りを誘い、体を休息させます。このバランスが大切で、自律神経は、ホルモン分泌、全身の血流、代謝、排泄など、体のあらゆる機能と密接に関連しています。だから、自律神経が乱れてしまうと、体の酸性度も高まってしまうのです。

現代人は、慢性的なストレスによって交感神経が優位になりやすい環境にあります。デジタルデバイスを長時間見続けていると興奮状態になって寝つきが悪くなるのもそのため。睡眠の質が悪くなると、人間の体に本来備わっている交感神経と副交感神経の切り替わりがスムーズにいかなくなるため、慢性的に自律神経が乱れやすくなります。

ストレスフルな現代人が自律神経を整えるためには、意識的にリラックス状態へと切り替える時間をもつことが効果的です。夜は湯船に浸かってゆったりと過ごす、長時間デスクワークをするときは定期的に深呼吸をする、ウォーキングやストレッチなどの有酸素運動を行なうなどを習慣づけましょう。

「酸性化」と「酸化」は違います。でも、アルカライズを意識するとどちらも良くなります

日本の皆さんに「酸性化」の話をすると、「酸化と酸性化は同じですか？違うのですか？」という質問をよくされます。

英語だと、
酸性＝ＡＣＩＤ（アシッド）
アルカリ性＝ＡＬＫＡＬＩ（アルカリ）、ＢＡＳＥ（ベース）
酸化＝ＯＸＩＤＩＺＥ（オキシダイズ）
抗酸化物質＝ＡＮＴＩＯＸＩＤＡＮＴ（アンチオキシダント）
異なる単語なのですが、日本語だと似ているため、混同しやすいですね。

酸化は、よく「体のサビつき」と表現されますが、体の組織が、酸素やそのほかの酸化性物質と接触したときに起こる化学反応です。りんごを切ってしば

らくおくと表面が変色してしまうように、体の中も酸化によってダメージを受けてしまいます。体が酸化すると、炎症も起こります。酸化を防ぐためには、ビタミンやポリフェノール類などに代表される抗酸化成分を多く含む食事を摂ったり、酸化を加速させる砂糖や質の悪い油の摂取を抑えたり、ストレスや運動不足を解消することが効果的だといわれています。

一方で酸性化とは、体のpHが酸性に傾くこと。現象は違いますが、酸性に傾いた体を本来のpHへと戻すアルカライズは、ビタミンやミネラル類を多く含む野菜・果物・海藻類を積極的に摂ることで達成されます。また、ストレスマネジメントや適度な有酸素運動を行なうこともアルカライズに役立ちます。体が理想的なpHに整うと、体内の炎症が抑えられます。

つまり、アルカライズを実践すると、結果的に抗酸化も叶うのです。

Part 3

アルカライズの効用12

効用1

やせる

エネルギーを盛んに生み出す
代謝の良い体に。
食欲も適切にコントロールできる

アルカライズを実践すると、体が軽くなります。特にもともと体脂肪や体重がオーバー気味の人は、２週間も続ければかなりの確率で数値に変化が見られます。また、日本の女性に多い、やせているけれども体脂肪率が高い「スキニーファット」の人は、過剰な体脂肪が落ちて健康的な体になり、日常生活での動きの〝キレ〟が良くなります。実際の体重も、体感も、どちらも軽くなるのです。

また、アルカライズを続けると代謝の良い体になるので、太りにくくなります。砂糖や精製された穀物を避けることで血糖値が安定し、食欲もコントロールしやすくなります。

ＢＭＩが高い肥満傾向の人ほど体の酸性度が高い、という研究報告もあります[*1]。健康的に体を軽くするアルカライズを始めてください。

効用2

活力がわく

エネルギーがアップ！
人生100年時代、
後半も元気に過ごせる体に

体の細胞のひとつひとつには、エネルギーを生み出す〝ミトコンドリア〟という小さな器官が存在します。ミトコンドリアは弱アルカリ性の環境で最も活発に働きます。つまり、アルカライズを行なうと全身の細胞が盛んにエネルギーを生み出すことになるのです。だから、健康で元気な体になるのは、ある意味当たり前のこと。さらにアルカライズは加齢によって低下しがちな成長ホルモンの分泌レベルも改善してくれます。一般的に成長ホルモンの分泌が低下する30代以降は、筋肉量が落ちやすくなり、体の回復も遅くなります。酸性過多な食事はさらに筋肉の喪失を加速させてしまいますが[*2]、アルカライズを意識した生活を続ければ、最小限に食い止めることができます。

効用3

美肌になる

肌にツヤとハリが出て
透明感アップ！
ニキビや肌あれとサヨウナラ

アルカライズは、肌のクオリティを高めます。なぜならば、肌の奥側にある層・真皮は、pH約7・3のアルカリ性状態のとき最も機能するからです。真皮では、新しい細胞がリズムよく生み出されると同時に、潤い成分やバリアを担う脂質も生み出されます。また、コラーゲンなどの繊維も劣化せずにハリのある状態をキープ。さらには、アルカリ性に保たれた環境では炎症が抑えられるので、肌トラブルはもちろんのこと、シミやくすみなどの予防にもなります。

ターンオーバー（新陳代謝）・潤い・バリア機能・ハリ・弾力・トラブル予防・透明感アップ……あらゆる美肌向上をかなえてくれます。

効用4

リバースエイジング

時計を巻き戻し、
機能面でも見た目でも
加齢変化を食い止める

先のページで、アルカライズは美肌になることを説明しましたが、肌だけでなく毛髪の老化も防ぎます。というのも近年の研究で、脱毛・薄毛症の原因といわれる酵素（正式には「5‐α‐レダクターゼ」という酵素で、男性ホルモン「テストステロン」の活性に関わる）は、アルカリ性の細胞環境では機能できないということがわかったのです。つまり、アルカライズはヘアロスも防ぎます。肌や髪といった表層の老化を防ぐことで、若々しい見た目になれます。

同時に、骨や筋肉、血管や内臓といった体の機能面を司る内側の部分にもアルカライズは有効です。ハーバード大学の研究では、アルカリ度の高い食習慣がさまざまな生活習慣病を予防することがわかっています。アルカライズは、老いを防ぎ、病気を防ぎ、美しく健康に歳をとる秘訣だといっても過言ではありません。

効用5

免疫力アップ

細胞レベルから
免疫機能を最適化。
負けない体質へと変えていく

感染症の世界的な流行を経て、免疫を強くすることの大切さが改めて見直されるようになりました。たとえ良くないものに少々触れることがあっても、それに打ち勝つ強さをもつ体でありたい。多くの人がそう願うようになり、免疫を強化するためのサプリメント、ヨーグルト、ドリンクなどさまざまな商品が爆発的に増え、店頭でもよく見かけるようになりました。

けれど、免疫を上げるもっと簡単で本質的な方法があります。野菜をたくさん食べて、体をアルカリ性に保てばいいのです。体の内側が弱アルカリ性に保たれたとき、免疫機能は正常に働きます。しかも、腸やリンパ節といった大きな臓器や組織だけでなく、血液や細胞のひとつひとつの免疫機能までが最適化されるのです。

効用6

頭が冴える

ぼんやり、がシャープに。
脳の機能が高まって、
記憶力、集中力も上がる

実は、脳の働きはpHと密接な関連があります。脳の中で情報や物質がやりとりされるたびに、細胞の内外でpHが変化するのです。

だれもが、疲れているときや体力が激しく落ちているときは脳の働きが低下したり、頭がぼんやりしたりしてしまうもの。一時的なものならすぐに回復しますが、加齢とともにぼんやり感が慢性化して、集中力や記憶力が低下しやすくなります。体が酸性化すると、脳も老化しやすくなることがわかっています。[*3]

予防のためにも、改善のためにも、積極的にアルカライズを意識しましょう。脳の働きを正常に保つことで、全身の機能にもメンタルにも良い影響が出ます。

効用7

快腸

腸の調子が整って快適なお通じ。
腸内フローラが豊かになり
免疫システムも整う

アルカリ性食品をたくさん摂る食事を続けると、もれなく腸の調子が良くなります。それもそのはず、野菜、果物、海藻といった代表的なアルカリ性食品は、腸内細菌のエサとなる食物繊維を豊富に含んでいます。腸内フローラ（細菌叢《そう》）が豊かに育ち、善玉菌が優勢な腸内環境に整いやすくなります。

腸には、全身の免疫細胞のうちの70％近くが集まっているといわれています。さらには、腸管には炎症物質や病原菌など体にとって有害なものが血管に入るのを食い止めるゲートキーパーの役割もあります。つまり、腸内環境が整っていると全身の免疫システムが正常に整いやすくなるのです。

花粉やハウスダストなどのアレルギー症状も、腸の健康と密接な関わりがあるといわれます。腸内環境を豊かに育てることで、免疫系のアンバランスによる不快な症状を軽減することができます。

効用8

抗炎症

あらゆる老化の要因・炎症を抑制。
自覚症状のない「隠れ炎症」を
日々のアルカライズで修復できる

私たちの体は、何かしらのエラーを起こすとその防御反応として炎症を起こします。病原菌が体に入ったときに熱を出すのも、体に悪いものを攻撃して排除しようとする働きのためなのです。

発熱、痛み、赤みや腫れ……そういった自覚症状のある炎症だけでなく、体の中では自覚できない微弱な炎症が絶え間なく起こっています。たとえるなら、微弱な炎症は〝ぼや〟。ぼやの段階では大きな問題となりませんが、放置しておくとやがて延焼して大火事となり、体へのダメージとなっていきます。

肌や体力の衰えから生活習慣病まで、炎症はあらゆる老化現象を加速させる引き金となります。日々のアルカライズで炎症を〝ぼや〟のうちに食い止めることで、若々しく健康な体を長くキープできます。

効用9

痛みの軽減

頭痛や筋肉痛などを軽減。
背中や腰の痛みなど
慢性的な痛みの改善にも

酸性度の高い食事（精製された炭水化物、肉や乳製品、グルテンを含有した加工食品など）は、偏頭痛のリスクを高めるというデータがあります。その逆に、植物ベースの食事はリスクを減らすという報告も。[*4] 痛みを感じるときは炎症を起こしているので、アルカライズによって体内の微弱な炎症を未然に食い止めることは、痛みの予防・軽減に役立ちます。

また、筋肉痛、肩コリ、背中や腰の痛みといった慢性的な痛みにも改善効果があることが報告されています。アルカリ性の食生活を送ると、マグネシウム不足が解消されます。その結果、筋肉や骨の修復、合成に必要な多くの酵素機能やビタミンDが活性化されるため、痛みが改善するのではないかと考えられています。

効用10

骨や筋肉を強くする

50代以降の骨粗しょう症、
加齢による筋力低下を予防して
健康寿命を長引かせる

アルカライズを実践すると、肉体が若くなります。そのわかりやすい指標となるのが、骨と筋肉。骨の密度も筋肉量も、一般的には加齢によって減少していく傾向にあります。ただし、どちらも食生活や運動習慣などで改善することが可能です。健康診断などで定期的に計測して、良いスコアをキープできるように見守っていきましょう。アルカリ性の高い食事を摂ることで、筋肉の合成に関わる成長ホルモンの分泌が増すという報告もあります。[*5]

特に女性は、骨の密度が低下してもろくなる「骨粗しょう症」に注意が必要です。閉経以降、女性ホルモンの分泌量低下に伴って骨がもろくなりやすくなるので、若いうちから〝骨量貯金〟を意識することが重要になります。体の酸性度が高いと、より骨が分解されやすくなってしまうので積極的にアルカライズを意識しましょう。また、トランポリンや縄跳びなどジャンプする動きは、骨に衝撃を与えて強くする効果が認められています。

効用11

ホルモンバランスの調整

ホルモンバランスが整うと
自律神経も乱れにくくなる。
よく眠れ、メンタルも安定する

脳や副腎などから分泌されるさまざまなホルモン。筋肉や骨の合成を促す成長ホルモン、ストレスを感じたときに分泌されるコルチゾール、卵巣から分泌されるふたつの女性ホルモン（エストロゲン、プロゲステロン）……。アルカライズは体の機能を最適化し、ホルモン分泌をサポートします。それによってホルモンバランスの乱れを防ぐのに役立ちます。

そして、私たちの体を司る自律神経は、ホルモンバランスと密接に関係しています。ホルモンバランスが整うと、自律神経も乱れにくくなるのです。自律神経は、覚醒（興奮）と休息（リラックス）の切り替えをコントロールする、人間が健康に生きるために基本となる体のシステムです。不眠や眠りの浅さに悩まされている人も、自律神経の切り替えがスムーズになると深く眠れるようになります。

効用12

幸福感が増す

心も体も元気になることで
幸せ感が増し、それが
さらに体に良い影響をもたらします

アルカライズは、心も体も元気にします。朝起きたときに爽快で、日中は活力に満ちていて、夜はぐっすりと眠りにつけます。鏡を見れば肌がツヤツヤで若々しく、頭の働きもクリアで集中力を発揮……そんな毎日を送っていると、自信がつきハッピーな気分になります。

また、心と体はつながっていて相互作用をもたらします。幸福感を感じると、「愛のホルモン」「癒しのホルモン」と呼ばれるオキシトシンという物質が脳から分泌されますが、オキシトシンが分泌されると体内のアルカリ性度を高めるという報告があるのです。オキシトシンには、ストレスを感じたときに分泌されるコルチゾールを減少させ、酸性化を防ぐ効果もあります。

たとえるなら、〝卵が先か、鶏が先か〟ということわざのよう。アルカライズを実践すると、心身が元気になって幸福感が高まります。同時に、幸福感によって体がさらにアルカライズされて、ますます良い状態になっていく、という素晴らしい循環を生み出すことができるのです。

Part 4

実践編

食のアルカライズ

目指すのは、酸性度の高い食品を減らすこと。アルカリ性食品70％：酸性食品30％のバランスを意識して

アルカライズのいちばんの目的は、酸性化を招く要因をなるべく減らして体の負担を減らすこと。そのためにいちばん手っ取り早く効果的に実践できるのが食生活の改善です。というのも、脂っこい揚げ物やスナック菓子、砂糖をたっぷりと使った甘いお菓子、加工度の高いインスタント食品など〝**体に悪そう**〟**な食品はもれなく酸性**だからです。それらを減らすことがアルカライズの第一歩。これだけでも、体の負担が減ります。その上で、フレッシュな野菜や果物など、アルカリ度の高い食品を積極的に摂っていきましょう。

食材選びや献立作りのガイドとして、食品群ごとのアルカリ性／酸性度を紹

介します。ただし、あなたが栄養素や健康食にそれなりに詳しい人なら、少し混乱するところがあるかもしれません。たとえば同じナッツ類でも「アーモンドやマカダミアナッツはアルカリ性、ピーナツとクルミは酸性」に分類されていて、その違いを直感的に理解するのはなかなか難しいからです。また、「硬水はアルカリ性、炭酸水は酸性」という分類も、それでは硬水のスパークリングウォーターはどちらになる？と疑問に思うかもしれません。

そこで、ひとつひとつの食材を細かくチェックしたり細かな部分に疑問をもったりするよりも先に、**「野菜や果物や海藻はアルカリ性」、「肉や卵は酸性」といったように、食品群ごとに食べるべきもの、避けたいものを把握**してください。そうすれば、毎日の食事をどのようにしていったら良いか、ざっくりとしたイメージがつかめると思います。その後で、巻末のフードリストを参考にアルカリ度のより高いものを選んでいけば間違いありません。

また、アルカリ性と酸性はバランスです。積極的にアルカライズしたいからと、酸性食品を厳密にゼロにする必要はありません。酸性であっても、たとえばクルミのように素晴らしい栄養素を含んでいて積極的に摂ってほしいものもあります。また、P40でも解説していますが、たんぱく質を多く含む食材の多くは酸性なので、ある程度は酸性食品も摂って良いのです。**アルカリ性食品70%、酸性食品30%を目安に**、バランスの良いハッピーなアルカライズ食を実践してください。

積極的に摂りたい　野菜　果物　海藻

野菜

ほとんどがアルカリ性。積極的に食べましょう。

野菜の多くがアルカリ性。アルカライズのために積極的に食べましょう。サラダはもちろんのこと、葉野菜のおひたしや炒め物、根菜類の煮物やスープといったように、調理法を変えていろいろな種類を食べるように意識するとたくさん摂れます。糖度の高いさつまいもやかぼちゃは、スイーツとして楽しむこともできます。ちなみに同じ野菜でも、オーガニックのものは農薬を使ったものよりアルカリ度が高いというデータがあります。

また、酸性食品を食べるときの緩衝材としても野菜は役立ちます。たとえば魚に大根おろしを添えたり、お豆腐にねぎや生姜をのせたり、お肉を食べたいときはラディッシュやパセリ、クレソンなどをたっぷりと添えましょう。

［根菜類］
◉高アルカリ性　大根、さつまいも、れんこん、ごぼう、ラディッシュ
◎中アルカリ性　じゃがいも、かぶ、ビーツ
○低アルカリ性　にんじん（オーガニック）

［葉茎菜類］
◉高アルカリ性　アスパラガス、セロリ、ケール、からし菜、チコリ、玉ねぎ
◎中アルカリ性　ブロッコリー、カリフラワー、ルッコラ、クレソン

［果菜類］

●高アルカリ性　かぼちゃ

◎中アルカリ性　オクラ、なす、パプリカ、ズッキーニ、もやし、いんげん

○低アルカリ性　枝豆、きゅうり

［香辛野菜・ハーブ野菜］

●高アルカリ性　生姜、フェンネル、ハラペーニョ

◎中アルカリ性　にんにく、バジル、コリアンダー、タイム、タラゴン、エシャロット、わさび、ディル

▷とうもろこしは中酸性。

▷野菜ではないですが、マッシュルームは低アルカリ性。

果物

果物もほとんどがアルカリ性。ベリーと柑橘系、メロン系が特におすすめ。

果物もほとんどがアルカリ性。生のままで食べることが多いので、ビタミンや抗酸化成分を損なうことなく摂れるのもメリットです。また、油分が多くコクのあるアボカドや、酸味や爽やかさをプラスできるレモンやライムは、お料理にも大活躍。アルカライズな食卓を大いに彩ってくれます。

果物には旬があるので、手に入りにくいシーズンは冷凍フルーツを利用するのも賢い方法です。一般的に収穫してから時間が経ったり、加工度が高まると食材のアルカリ度は下がる傾向にあります（同じ果物でも、ジャムにしたりジュースにすると多くはアルカリ度が下がります）。その点、冷凍保存はアルカリ度への影響が少なく、むしろ収穫したときの栄養や成分をそのままキープしやすいというメリットがあります。

◉高アルカリ性　すいか、ベリー類（いちご、ラズベリー、ブラックベリー）、みかん、柿、パイナップル、キウイフルーツ、メロン、パパイヤ、マンゴー、ライム

◎中アルカリ性　アボカド、バナナ、ブルーベリー、オレンジ、レーズン、桃、梨、ぶどう、グレープフルーツ、レモン、グリーンオリーブ

○低アルカリ性　ココナッツ

▷ざくろ、クランベリー、熟した黒オリーブは中酸性。

From エリカ「確かにざくろとクランベリーは酸性ですが、素晴らしいファイトケミカルを大量に含んでいます。避けてほしくありません」

海藻

アルカリ性ミネラルの塊。毎日食べましょう。

海藻類はミネラルの宝庫。体内に入るとアルカリ化の働きを助けるマグネシ

ウム、カリウム、カルシウムなどをたっぷりと含んでいます。幸いに日本では昔から海藻をよく摂る食文化のため食べ方のバリエーションも豊富で、スーパーなどでもさまざまな種類の海藻が手に入ります。水で戻す海藻サラダの素やもずくなどは、コンビニエンスストアでも手に入ります。

また、寒天も海藻由来です。寒天とフルーツでゼリーを作れば、アルカリ度の高いおやつになります。

◉高アルカリ性　わかめ、昆布、ひじき、海苔
◎中アルカリ性　寒天

動物性食品は基本的に酸性。　肉　魚　卵　乳製品

肉・卵

肉・卵はすべて酸性。加工品はさらに酸性度アップ。

酸性食品の代表格が肉類と鶏卵です。牛・豚・鶏・羊すべて、どの部位を選んでも酸性です。肉類や鶏卵を食べるときは、あわせて野菜もたっぷりと摂るようにしましょう。また、つけ合わせのスープはコーンやチャウダーではなく（とうもろこしも小麦粉も酸性食品）、野菜や海藻のスープにするなど、バランスを考えた献立にしましょう。食事のときのお水にレモンやライム果汁を加えたり、食後にジンジャーレモンティを飲んだりするのもおすすめです。

△低酸性　鶏卵
×中酸性　鶏肉、豚肉、牛レバー、ハム（ポーク、ターキー）
××高酸性　牛肉（レバーを除く）、ベーコン

魚・魚介

肉よりは魚。良質の油脂やポリフェノールも摂れる。

魚・魚介類も酸性食材ですが、肉類よりは全体的に酸性度が低めです。また、

魚には抗炎症作用や脳の働きに良いとされるオメガ3の油が含まれていたり、鮭やかにには抗酸化成分のアスタキサンチンが豊富に含まれていたりします。

そして、日本は古くから魚食に親しんでいる文化背景があり、和食の魚の食べ方はアルカライズにおいて理にかなっています。刺身の場合はわさびや生姜などをのせたり、焼き魚の場合はすだちやレモン、大根おろしを添えたり……。これらはすべて高・中アルカリ食材です。醤油や味噌もアルカリ性なので、魚の煮付けもヘルシーな調理法だといえます。

△低酸性　あさり
×中酸性　白身の魚（たら、すずきなど）、鮭、青背の魚（さば、ひらまさなど）、貝類（牡蠣、ほたて）、かに　魚加工品（オイルサーディン、ツナ）
××高酸性　めかじき、えび、ムール貝

乳製品など

牛乳・ヨーグルトはやや酸性。チーズは酸性度が高いので控えめに。

乳製品も酸性食品ですが、特に酸性度が高いのがチーズです。ほぼすべての種類のチーズが高酸性（カードチーズ・カッテージチーズ・クリームチーズは少し酸性度が低くなります）。食べる量や頻度に気をつけましょう。また、乳製品ではないですが、アーモンドミルクやカシューミルクはアルカリ性なので、牛乳を避けたい人は置き換えると良いでしょう。

△低酸性　牛乳、バター、カードチーズ、ヨーグルト（無糖・加糖）
×中酸性　ヨーグルト（加糖）、カッテージチーズ、クリームチーズ
××高酸性　右記以外のチーズ、プロテインパウダー

穀物、種子類など野菜以外の植物性食材について

穀物・雑穀

お米はアルカリ性。小麦は酸性。パンよりご飯を。

穀物は一般的にやや酸性を示すものが多いのですが、日本のお米（ジャポニカ米）はアルカリ性食品です。これは日本人にとって嬉しいこと。ご飯を主食に野菜のおかずや汁物を組み合わせれば、アルカリ性食品70%の献立を難なく続けることができます。一方で小麦は酸性で、小麦加工品の多くが高酸性食材となります。パン、スパゲッティ、うどんなど、小麦粉からできているものは食べる頻度に注意しましょう。

◯低アルカリ性　米（ジャポニカ米）、キヌア、オーツ麦、グラノーラ（無糖）

△低酸性　そば、アマランサス、オートミール（加糖）、玄米粉、玄米パフ

×中酸性　全粒粉、コーンフレーク（無糖）、トルティーヤ（とうもろこし粉）、ライ麦パン

××高酸性　小麦粉、米粉、大豆粉、クスクス、パン、パスタ、ピザ

種子

ナッツ類もアルカリ性。ただしピーナッツとクルミ、ピスタチオは例外。

ナッツもだいたいがアルカリ性です。ヘルシーなおやつとしてはもちろん、お料理やサラダのトッピングとしても大活躍。特にごまは和食と相性が良いので、積極的に摂るようにしましょう。ただし、ピーナッツ（落花生）は酸性。ピーナッツからできているピーナッツバターも酸性食品となります。

●高アルカリ性　かぼちゃの種

◎中アルカリ性　カシューナッツ

○低アルカリ性　ごま、アーモンド、マカダミアナッツ、亜麻仁（フラック

スシード）、ヘンプシード
△低酸性　松の実
×中酸性　ピーナツ、ピーカンナッツ、ピスタチオ
××高酸性　クルミ、ヘーゼルナッツ

豆類

フレッシュな枝豆はアルカリ性。
ただし乾燥したもの、たんぱく質の多いものは酸性傾向。

豆類は、良質なたんぱく質とともに食物繊維やポリフェノールが豊富に摂れる優秀な健康食材です。ただし、アルカリ性／酸性度の観点では評価が分かれる食材でもあります。

枝豆などの野菜としての豆はアルカリ性食材です。水分をたっぷり含んでいて、それに伴い水溶性のビタミンを含有しています。ところが、成熟してから

収穫し乾燥させた豆（いわゆる穀類としての豆）は酸性度が高まります。

また、近年になって採用されるようになったアルカリ性／酸性度を判定する指標（P40で解説）では、たんぱく質が多い食材ほど酸性度が高いものとして判定されます。

ただし、最新（2022年）の論文では、大豆を摂取しても酸性リスクを高めないとも発表されています。[*1] 大豆や豆腐などはイソフラボンなどを豊富に含む、非常に健康的な食品です。気にせず召し上がってください。

◎中アルカリ性　レンズ豆
△低酸性　小豆、黒豆、ひよこ豆、キドニービーンズ（赤いんげん豆）、緑豆
×中酸性　テンペ
××高酸性　大豆、豆腐、豆乳
▷枝豆、さやえんどうなど野菜としての豆類は低アルカリ性です。
▷豆から作られるもやし（発芽野菜）は中アルカリ性です。
▷調味料の欄で出てきますが、味噌は高アルカリ性、醤油は中アルカリ性です。

その他、調味料や香辛料、嗜好品について

調味料

和食に使う調味料の多くがアルカリ性。精製されたものは酸性。

調味料はそれほど量を使うわけではないので、厳密に酸性度やアルカリ度を気にする必要はありませんが、精製度の高いものは避けたほうが良いでしょう。たとえば海塩はさまざまなミネラルを含んでいるため高アルカリ性ですが、塩化ナトリウムだけを抽出した精製塩は高酸性となります。

●高アルカリ性　海塩、味噌、梅酢、重曹、ベーキングパウダー
◎中アルカリ性　醤油、りんご酢
○低アルカリ性　チリソース（赤）、カレーペースト（赤）
△低酸性　マヨネーズ、バルサミコ酢、米酢、みりん、ナンプラー、オイス

ターソース
×中酸性　ケチャップ、マスタード、ウスターソース
××高酸性　精製塩、ワインビネガー
▷砂糖に関しては甘味料の欄（P98）を参照。

香辛料・乾燥ハーブ

多くがアルカリ性。肉や魚を食べるときに積極的に使って。

肉料理に欠かせないペッパーやクミン、ローリエはアルカリ性。積極的に使いましょう。また、紅茶を飲むときに生姜やカルダモン、シナモンなどをトッピングすると、風味豊かなアルカリ性ドリンクになります。

◉高アルカリ性　生姜
◎中アルカリ性　黒こしょう、クミン、カルダモン、オレガノ、シナモン
○低アルカリ性　ローリエ、カイエンペッパー

飲料

アルカリ度が高いのは硬水。炭酸水を飲むときはレモンやライムを

お水（真水）はpH7の中性です。けれど溶け込んでいるミネラルやガスなどによってpHは変わってきます。マグネシウムやカルシウムを多く含んでいる硬水のミネラルウォーターはアルカリ度が高くなり、軟水になるほど中性に近づきます。また、炭酸が溶け込んだ水は酸性度が上がります。炭酸水が好きな人は硬水を選び、さらにレモンやライムを入れて飲むと良いでしょう。ちなみに日本の水道水はpH5・8以上8・6以下になるように定められています（東京都ではおおむねpH7・5）[*2]。消毒剤などの残留物が心配な場合は、浄水器でろ過すると溶け込んでいるものがろ過されてより中性に近い水になります。

また、紅茶やコーヒーは酸性度が若干高まります。牛乳や砂糖を加えるとさらに酸性度は高くなります。

◉高アルカリ性　ミネラルウォーター（硬水）、ジンジャーティ
◎中アルカリ性　ココナッツミルク
○低アルカリ性　ミネラルウォーター（軟水）、アーモンドミルク（無糖）、
緑茶、カモミールティ
△低酸性　紅茶
×中酸性　コーヒー、ライスミルク
××高酸性　豆乳、エスプレッソコーヒー、果糖入りの炭酸飲料、ココア、
炭酸水

油脂

おすすめはオリーブオイル。サラダ油・ラード・バターは酸性。

いろいろな種類の油がありますが、アルカライズ生活をするならば、まずはアルカリ性のオリーブオイルを基本の1本として取り入れることをおすすめします。加熱しても酸化しにくいオイルなので、幅広い料理に使えます。

また、〝体に良いオメガ3のアブラ〟として知られる亜麻仁（フラックスシード）オイルもアルカリ性。こちらは加熱せずに摂るのがおすすめです。オメガ3のアブラには炎症を抑えたり脳の働きを健やかにしたりなどの効用があり、厚生労働省でも毎日小さじ1杯弱程度を摂ることを推奨しています（ちなみにオメガ3のアブラは魚でも摂れます）。

◎中アルカリ性　カシューバター

◯低アルカリ性　オリーブオイル、亜麻仁（フラックスシード）オイル、コ

コナッツオイル、アボカドオイル、マカダミアナッツオイル、アーモンドバター

△低酸性　ごま油、紅花油、ひまわり油など多くの植物油、バター

×中酸性　ピーナツ油　サラダ油（大豆油）、ラード

××高酸性　ヘーゼルナッツバター、綿実油

甘味料

避けたいのは白砂糖。加糖された加工品にも注意。

てん菜やさとうきびを精製して作られる砂糖は、高酸性です。お料理に甘みを加えるために少量使う場合は別として、市販のパンやお菓子など砂糖をたくさん使った食品はできる限り避けましょう。

また「カロリーゼロ」「糖質ゼロ」の甘味料にも注意が必要です。アスパルテームやサッカリンなど人工の甘味料は酸性度が高めです。使う場合は、ステ

ビアの葉から抽出した甘味料をおすすめします。良質なステビア甘味料には、ポリフェノールなどの抗酸化成分も含まれています。

◎中アルカリ性　アガベシロップ
○低アルカリ性　オーガニック黒糖、ライスシロップ
△低酸性　蜂蜜、メープルシロップ
×中酸性　アスパルテーム、サッカリンなどの人工甘味料
××高酸性　白砂糖

アルコール類

基本的に酸性。食事とのバランスを考えながら楽しんで。

アルコール類はいずれも酸性です。アルコールの度数とpHは関係なく、度数の低いビールもほぼ高酸性となります（ノンアルコールビールも、すべてのメーカーが公表しているわけではありませんが、とあるメーカーの公表値はpH

4・5以下となっていて酸性です)。

アルカライズの基本「酸性食品は30%に抑える」ことを意識して、飲みすぎには注意しましょう。飲みすぎたら、その後数日間はアルカリ性食品の摂取を増やすなど、1週間単位で調整していくのもおすすめです。

△低酸性　日本酒
×中酸性　ビール(ダーク)、ワイン(赤、白)
××高酸性　ビール(ペール)、ウオッカ、ジン、ウイスキー

できる限り減らしていきたい　加工食品

お菓子・スナック・ジャンクフード・揚げ物

加工度の高い食品は、もれなく高酸性。

巻末についているフードリストで一目瞭然ですが、高酸性食品のリストに並

んでいるものの多くが加工食品です。お菓子、スナック、ファストフードのピザやハンバーガー、インスタント麺などは例外なく高酸性です。

考えてみれば、小麦・砂糖・肉類・チーズは高酸性の食材・食品なので、それらを組み合わせて作られた加工食品はとても高い酸性度になるはずです。しかも、市販の揚げ物に使われるのはたいていサラダ油かラードですから、フレンチフライやドーナツなどはさらに酸性度が高くなります。

健康と美容のために、なるべく減らしていきましょう。

××高酸性　ソーセージやベーコンなどの肉加工品、アイスクリーム、クロワッサン、ドーナツ、プリンなど甘いお菓子、ハンバーガー、ピザ、ナゲット、フレンチフライなどのファストフード、インスタント麺、コーラ、炭酸ジュースなど加糖された飲料、プロテインパウダー

Part 5

生活習慣編

私も実践中!
アルカライズ生活を始めよう

アルカライズな生活で目覚めた瞬間から I feel good!

ダイエット、アンチエイジング、不調の緩和……アルカライズにはいろいろな効用があるけれど、私が個人的に最も素晴らしい！　と実感しているのは朝の目覚めが良くなることです。朝起きた瞬間、頭がスッキリとして爽快。「ゴージャス！（素敵！）」と叫びたくなるくらい、気持ちも体も軽やかなのです。

体のどこかに不調を抱えていたり、ストレスやプレッシャーを感じたりしているときは、しっかり寝ているはずなのに疲れが取れなかったり、体が重く感じたりしがちなもの。ときには朝起きた瞬間から頭や腰が痛い、なんてことも。晴れやかな気持ちで1日のスタートを切れるのは、とても幸せなことです。

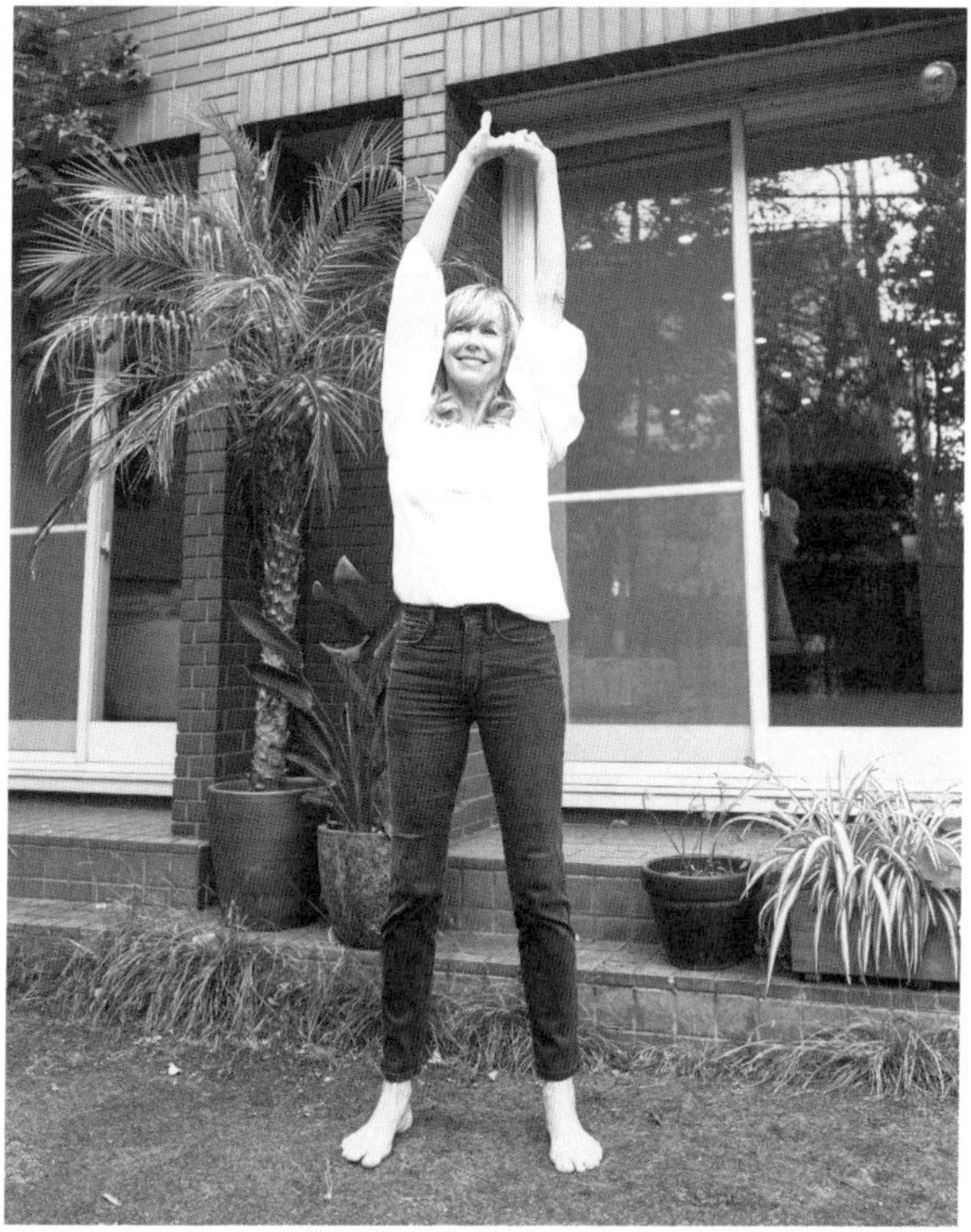

裸足になって庭で運動するのが毎朝の日課。「アーシング」といって、裸足で大地とつながると、体の中に帯電したものを放出できて電位のバランスが整い、さまざまな健康効果があるといわれています。背伸びをしてストレッチしたり、深呼吸をしたり。さらに、爪先立ちになってピョンピョンとジャンプ運動をします。全身の巡りが強烈に促され、リンパが流れます。ジャンプは運動強度が高いので、短時間で効率良く全身運動ができます。近所の人からは「あの家では、いつも外国人が靴も履かずに庭で何かしている」と思われているかもしれません（笑）。

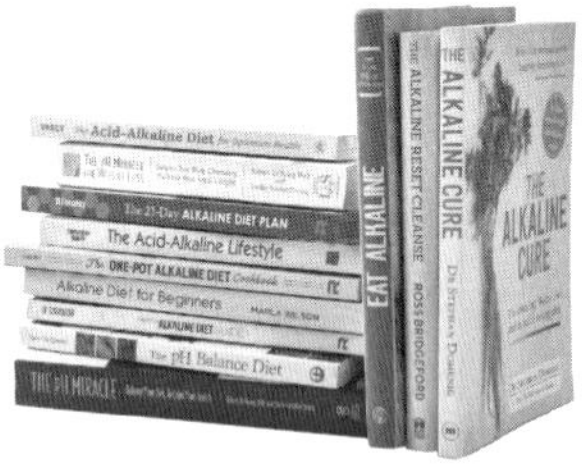

海外の書店に行くと、アルカライズに関する書籍の豊富さに感動します。昔は医学書のような文字ばかりの本が多かったのですが、最近はおしゃれなレシピ本もたくさん。

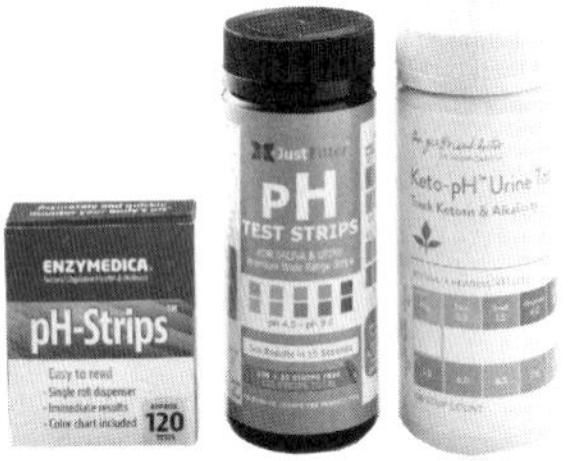

pHを測るシート。自分の唾液や尿のpHを調べることができます。SNSを覗くと、海外ではおしゃれな若い人がpHチェックについて投稿しているのをよく見かけます。

起床後30分間は、スマホやPCを見ないように気をつけています。というのも、ニュースやメールをチェックしたりすると、ストレスホルモンのレベルが上がって、せっかく爽快に目覚めた体を酸性に傾けてしまうからです。

IT企業が集まるシリコンバレーでは近年、デジタル依存をリセットする「ドーパミン断食《ファスティング》」が流行っているといいます（「ドーパミン断食」という言葉は、サンフランシスコの心理学者、キャメロン・セパ博士によって名付けられたものです)。というのも、私たちの脳は、何かやりがいを感じたり、中毒性のある物質を使用したりするとドーパミンを生み出す回路が活性化されて快楽を感じます。ギャンブル、麻薬、アルコール、砂糖などの摂取はドーパミン依存症を引き起こしますが、実はSNSサイトを見ているときも、脳の同じ部分が活性化されるという研究がハーバード大学やその他の機関によって報告されているのです。[*1] 便利なデジタルデバイスが手放せない毎日だからこそ、手放す時間を意識的に作ることが必要だと感じています。

食事は楽しむことが基本。制限ではなく、選択。何を食べるかが大事です

そして、仕事に向かうスイッチを入れてくれるのが1杯のコーヒーです。食品の栄養や成分に詳しい方なら「コーヒーはカフェインが入っているけれどいいの?」と疑問に思われるかもしれませんね。さらにコーヒーは酸性食品なので、

アルカライズの観点でも積極的におすすめできるものではありません。でも、コーヒーはあきらめたくない、というのが私の気持ちです。あれはダメ、これもガマン……と厳密に制限する食事法は長続きしません。それに、コーヒーをガブガブと1日中飲み続けるわけではありません。グリーンパウダーを水に溶かしたものやレモンウォーターなども用意して、飲み物でも積極的にアルカリ補給を行なっています。

私は今までに10冊以上の本を出していますが、日本の読者の方はとても真面目だと感じています。たとえば「(砂糖や小麦粉など）精製された白い食べ物は良くない」と提唱すると、「豆腐は白いけれど避けたほうがいいの？」という質問が来たりします。また、アルカライズについてお話をすると「お肉を50g食べたとき、野菜を何g摂れば体をアルカリ性に戻せるのでしょうか？」と聞かれることもあります。その気持ちもわかりますが、細かいルールにとらわれるよりも、〝体に良くおいしいものを積極的に選んで食べよう〟という意識で、毎日の食事を楽しんでほしいと思います。私自身も、巻末のレシピページ

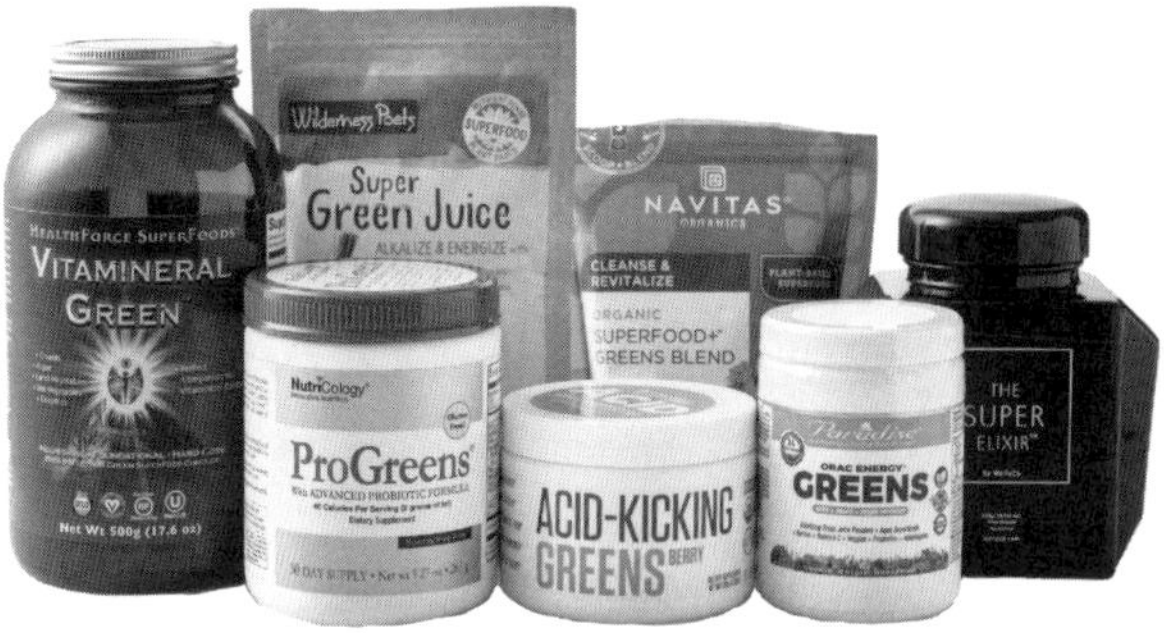

グリーンパウダーはいろいろなものを試しています。いちばん右の黒いボトルは、オーストラリア出身のモデル　エル・マクファーソンのブランド「WelleCo」のもの。

で紹介しているようなスイーツを間食用に常備していて、仕事の打ち合わせのときなどはビューティボールをつまみながらグリーンドリンクをお供に談笑するのが日課です。日中は、空腹を我慢するよりも適度にエネルギー源を補給したほうが頭はよく働きますし、急激な血糖値の上昇も防げて体に良いのです。

どんなに忙しくても
リラックスの時間を忘れない

食事はもちろん大事ですが、それと同じく大切にしているのが質の良い睡眠をとること。夜になったら部屋を間接照明に切り替えて、リラ

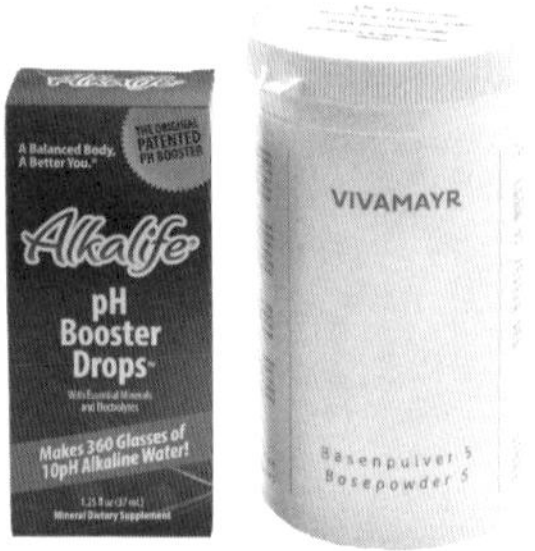

左は水に溶かすとアルカリウォーターになる液体ミネラルサプリメント。右の「VIVAMAYR」はオーストリアにあるとても素敵なウェルネスリゾートのもの。

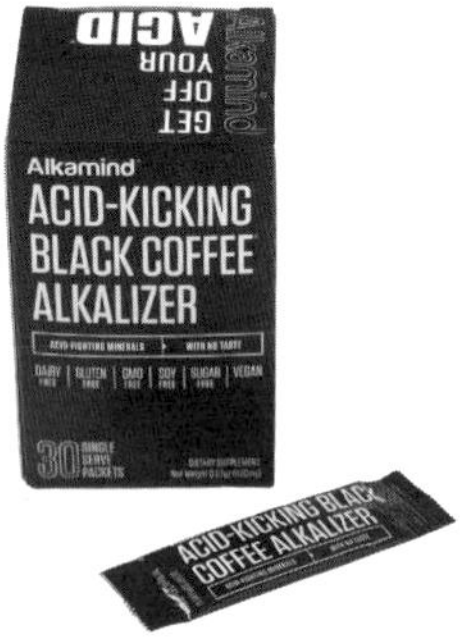

酸性食品のコーヒーも、これを1包ふりかけるとアルカリ性に。若干コーヒーの味に影響が出ますが、苦味の強いコーヒーなら大丈夫。「Alkamind」のもの。

ックスした時間を過ごすように心がけています。ハードに仕事をして疲れたときは、目元を温めて休息させるアイマスクを使うことも（花王から出ている「めぐりズム 蒸気でホットアイマスク」はとても心地が良

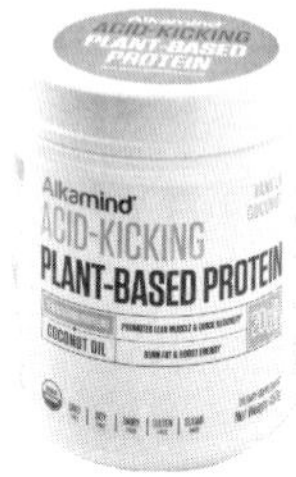

プロテインは植物由来のものを愛飲しています。『GET OFF YOUR ACID』の著者のブランド「Alkamind」は、いろいろな種類のアルカライズサプリメントがそろいます。www.getoffyouracid.com/（英語サイト）

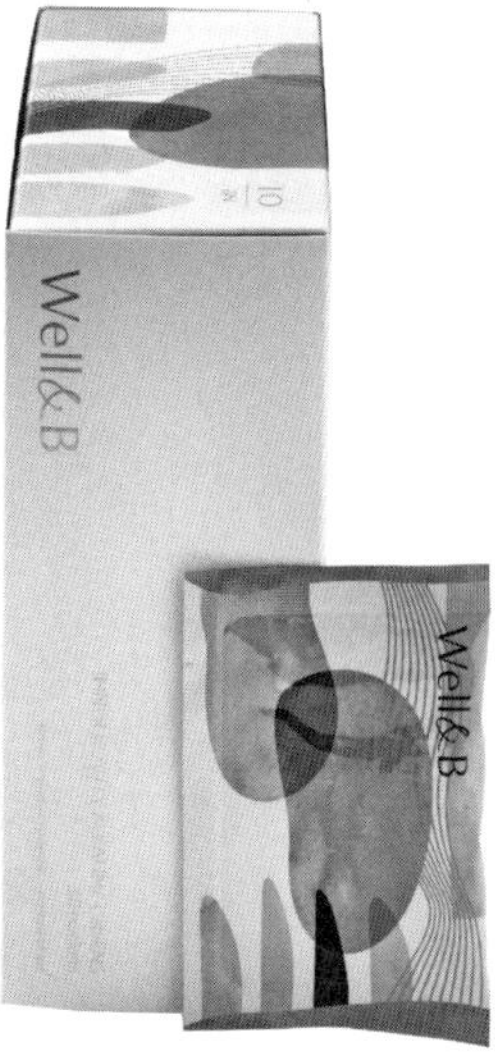

私が監修したグリーンパウダー「インナービューティー アルカライン グリーンズ」（30日分 ¥9,828〈定期プラン〉、¥12,960〈単品〉）。良質なグリーンを厳選しているので青臭さやえぐみがなく、日本茶感覚で飲めるおいしさです。国産の大麦若葉やケールなど11種類のグリーンに、昆布、スピルリナ（海藻）、玄米、米麹、ステビアのみで作られています。NON-GMO（遺伝子組み換えのものを使わない）なのはもちろんのこと、開発段階で800項目の残留農薬検査をクリア。この条件を達成するのは至難のワザで、完成までに5年の歳月がかかっています。問リベルタ（Well&B）https://wellandb.com

くおすすめです！）。また、ストレスはマグネシウムを減少させてしまうので、入浴剤にはエプソムソルト、湯上がりのボディケアにはマグネシウム入りのボディクリームを使うようにしています。また、バスタイムの前に全身を乾いたボディブラシでブラッシングする「ドライスキンブラッシング」を長年続けています。日本にも、乾布摩擦という昔ながらの健康法がありますよね。優しいタッチで全身をブラッシングすると、リンパの流れが促進されて血行も良くなります。

アルカリ性食品70％の食事＋
エリカ式、7日間アルカライズプログラム

まずは7日間、アルカライズを意識した生活にチャレンジしてみましょう。アルカリ性食品を多く摂る食事をベースとして、1日にふたつ、アルカライズを助けるセルフケアを取り入れてみてください。7日間に分けておすすめのセルフケアプランを紹介していますが、取り入れる順番は、ご自身のライフスタイルに合わせて自由に調整してください。たとえば、ｄａｙ6で紹介しているドーパミン断食《ファスティング》を1日めから取り入れても問題ありません。

day 1

ゆったりすることを意識しましょう。せかせかと
焦りがちな毎日にブレーキをかけて、心を落ち着けて。
焦りはストレス(=酸性化)につながります。
自分の心と体に向き合う1週間をスタート。

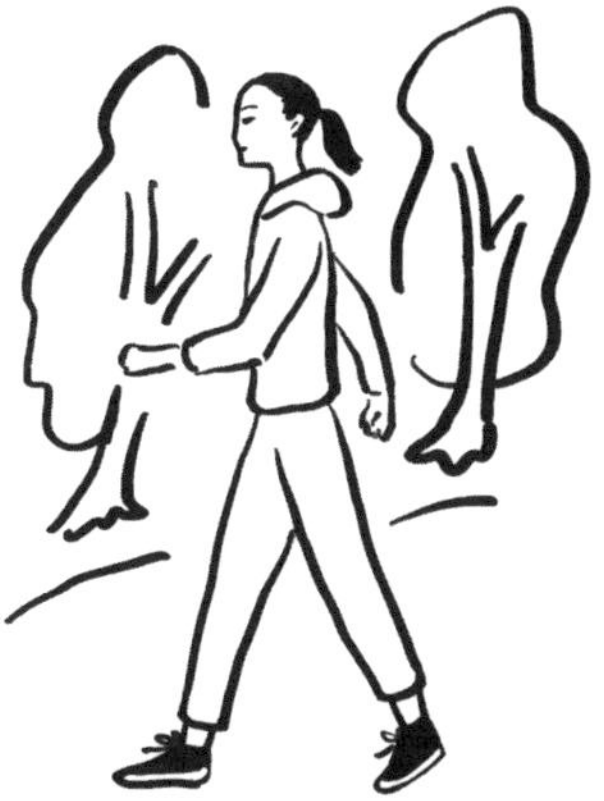

朝の20分間 ウォーキング

ゆるやかな有酸素運動は、全身の巡りを向上させてアルカライズを助けます。朝日をたっぷりと浴びることで、夜の睡眠ホルモン分泌の促進も。快眠を誘い生活リズムが整います。

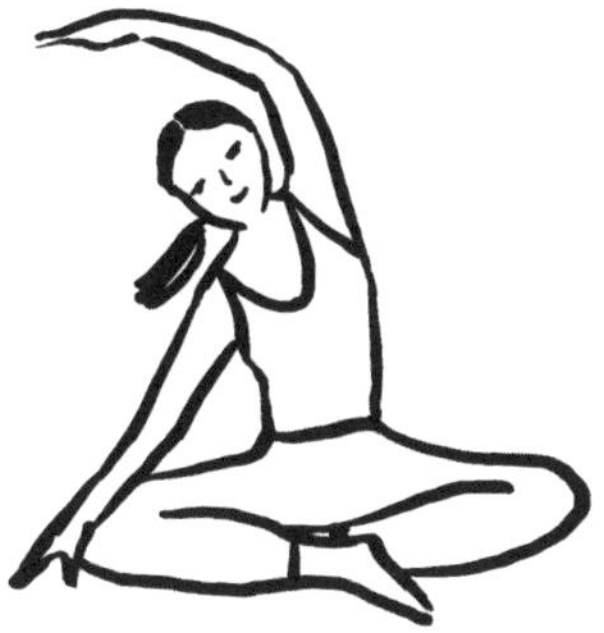

ストレッチやヨガ。呼吸を意識して

深い呼吸をしながら筋肉を動かすストレッチやヨガは、〝今起こっていること〟に集中するマインドフルネス効果が。心身のどんより感が抜け、気持ちをすっきりとさせてくれます。

day 2

アルカライズな食事を実践するなら〝食べ方〟にも
注意して。スマホやPCを眺めながらでなく、
食べることに集中しましょう。また、オンとオフの
切り替えを意識して過ごす生活が
乱れがちな自律神経を整えてくれます。

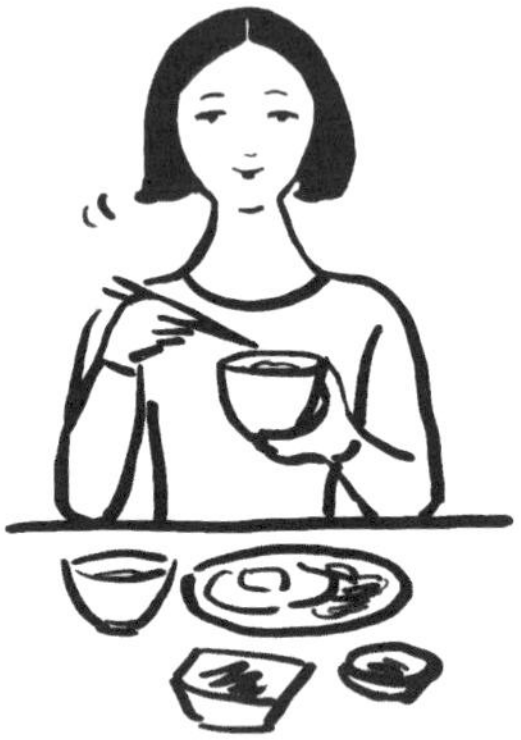

食事を味わって楽しむ。ひと口30回噛むことを目安に

ひと口食べたら30回噛むを目標に、ゆっくりと味わいましょう。よく噛むと唾液が分泌されて、胃への負担が減ります。結果としてアルカライズを助けることに。

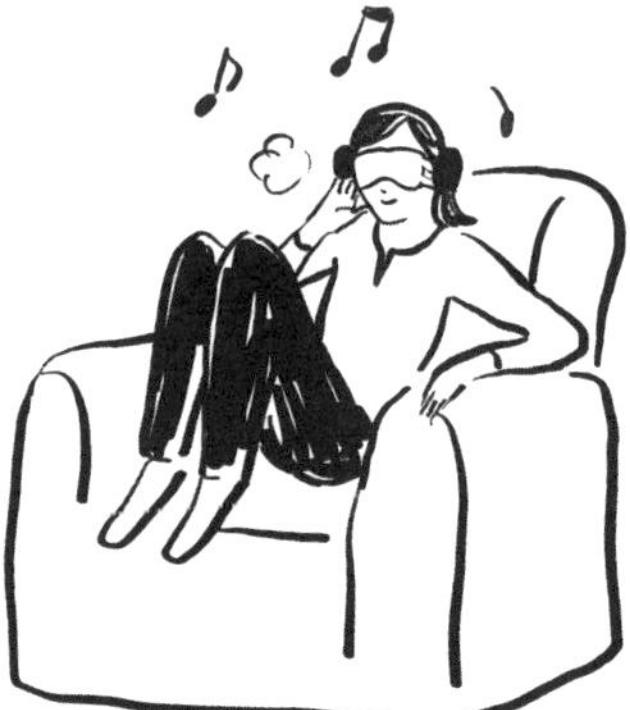

目を休めて心地良いBGMでリラックス

目の疲れは交感神経の昂《たかぶ》りと直結します。目を閉じて心地良い音楽に身を委ねるリラックスタイムをとりましょう。また、午後に疲れを感じたり頭がもやもやするときは、目を閉じて15〜20分間休憩すると脳がスッキリとリフレッシュされます。

day 3

いよいよプログラムも中盤。今日は積極的に
体を動かしましょう。ほど良い疲労感は、
深い眠りを誘ってくれます。
日中は活発に→夜はゆったり。切り替えのクセづけを。

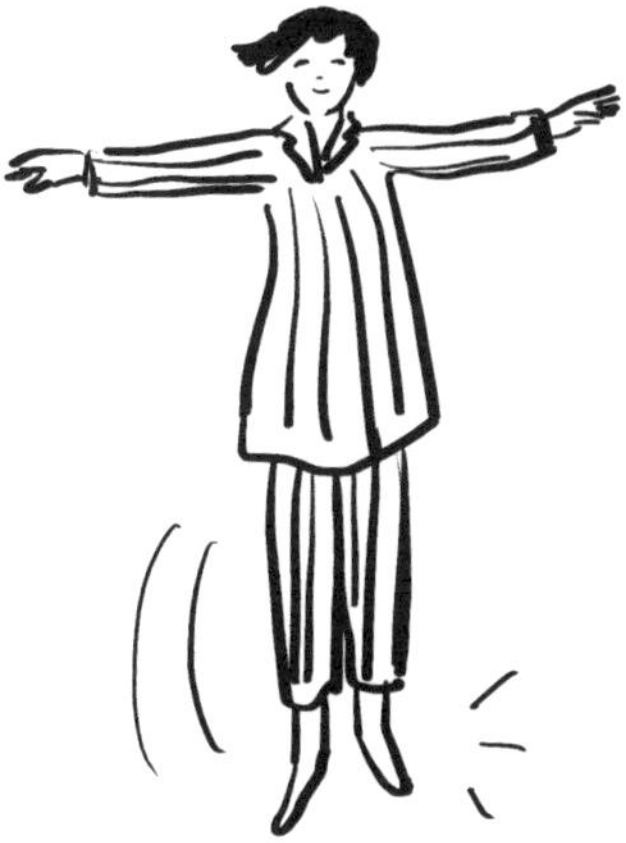

1分間のジャンプ。全身の巡りを強烈に高める

体を空中に浮かせるジャンプは、筋肉も骨も強化してくれるすぐれた全身運動です。階下への騒音が気になる場合は、ミニトランポリンやクッションを用意すると便利です。いきなり1分間ジャンプするのが辛ければ、かかとを上げ下げするだけでも効果があります。

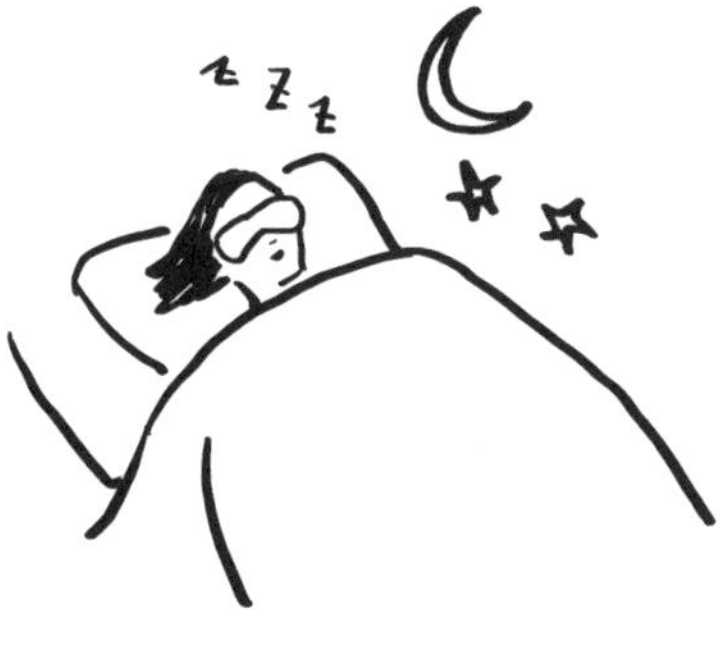

1時間早く眠りにつく。夕食は寝る3時間前までに

普段より1時間早く、ベッドに向かいましょう。すぐに眠れなくても焦らないで。目を閉じてゆったりと横たわるだけでも、体の疲労回復には効果があります。

早い人だと、4日めの朝くらいに
体の軽さや肌の明るさを感じ始めます。
嬉しい変化をさらにブーストする
セルフケアを取り入れてみましょう。

day 4

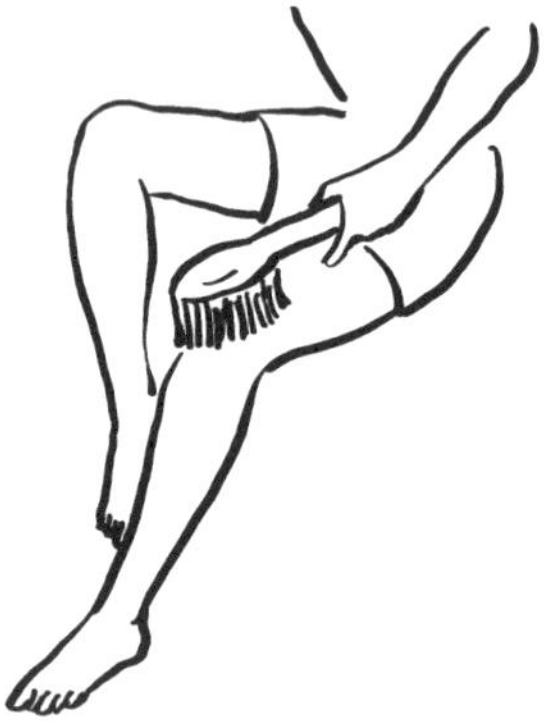

ドライスキンブラッシングで全身の巡りを促進

乾いた肌をボディブラシでマッサージする「ドライスキンブラッシング」は、肌の表面近くを通るリンパや血液の流れを促す効果があります。体の末端から心臓に向かってブラシを動かしましょう。

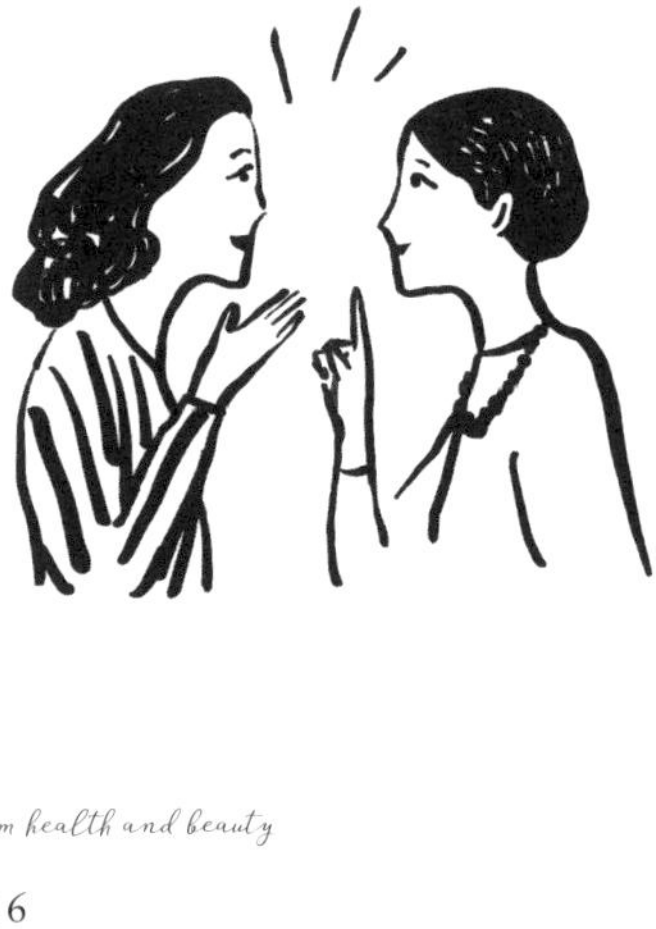

笑おう。人とおしゃべりしたり、楽しい動画を見たりする

ストレスを跳ね返すいちばんの特効薬は、楽しく笑って過ごすこと。気のおけない友人と楽しくおしゃべりしたり、一緒に出かけたりしましょう。また、映画を観たり、芸術鑑賞をしたり、ひとりで豊かな趣味の時間をもつのもおすすめ。

day 5

時間のある休日は、近所の公園などに出掛けて
心身をのびのびとリラックスさせるひとときを。
1日寝て過ごすのではなく、体を適度に動かしましょう。
夜は、入浴剤を使ってゆっくりと湯船に浸かって。

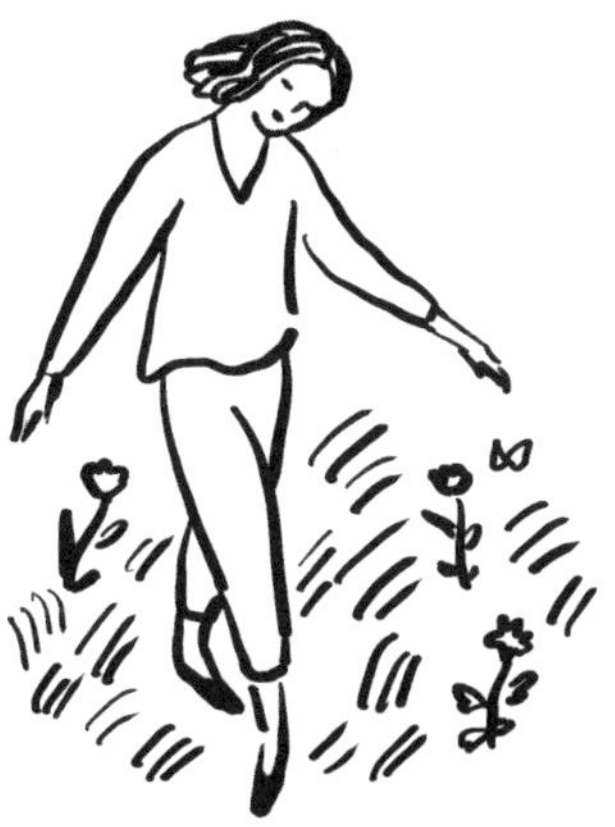

自然に触れよう。裸足でアーシング

「アーシング」とは、裸足で地面に触れる健康法。体内の電位のバランスが整って、血流改善や自律神経の乱れが整う効果があるといわれています。庭のある人は自宅で、もしくは公園などの芝生の上や海辺の砂浜などで。裸足で数分間、過ごしてみましょう。

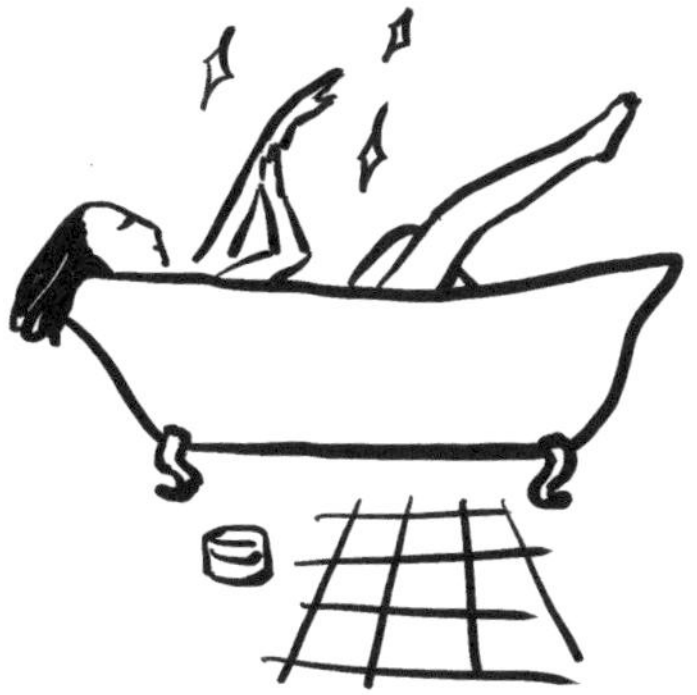

エプソムソルトのお風呂で全身アルカライズ

「エプソムソルト」の入浴剤を使って、ゆっくりと湯船に浸かりましょう。エプソムソルトに含まれるマグネシウムが肌から吸収されて、アルカライズを助けます。[*2]また、就寝前にリラックスしながら全身を温めることで、深い眠りを誘います。

家の中でも、肌身離さずスマホをもち歩いてついつい
画面を見てしまう〝スマホ依存〟になっていませんか？
意識して、スマホやPCを見ない時間を作ってみましょう。
おだやかでゆったりとした自分本来の時間を
取り戻すことができます。

day 6

ドーパミン断食《ファスティング》にチャレンジ。スマホを1日オフにしてみる

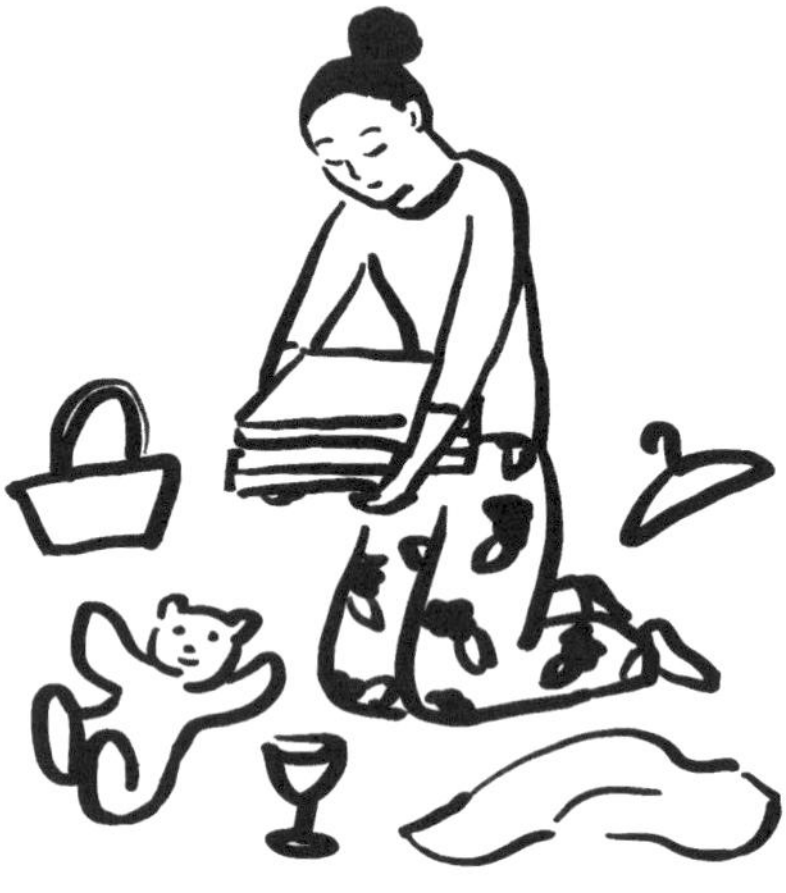

スマホやPCなど画面を見続けていると、脳を興奮させる快楽物質〝ドーパミン〟が分泌されることがわかっています。ドーパミンには中毒性があります。試しにスマホを1日オフにして過ごしてみましょう。最初は心もとない気がしますが、それを乗り越えるとドーパミン依存をリセットできます。

1日30分からでもいい。スマホから離れるおうち時間を習慣にしよう

仕事や家族の事情でスマホを1日オフにできないときも、意識してスマホを見ない時間を設けるようにしましょう。「夜20時以降のメールは翌朝以降に確認する」「夜の入浴を終えてからはスマホを見ない」など、自分なりのルールを決めてみましょう。

day 7

いよいよ最終日！ 心や体に起きた変化を振り返ってみましょう。さらに10日、14日、28日……と継続すれば、よりクリアに軽やかになった自分を感じられます。

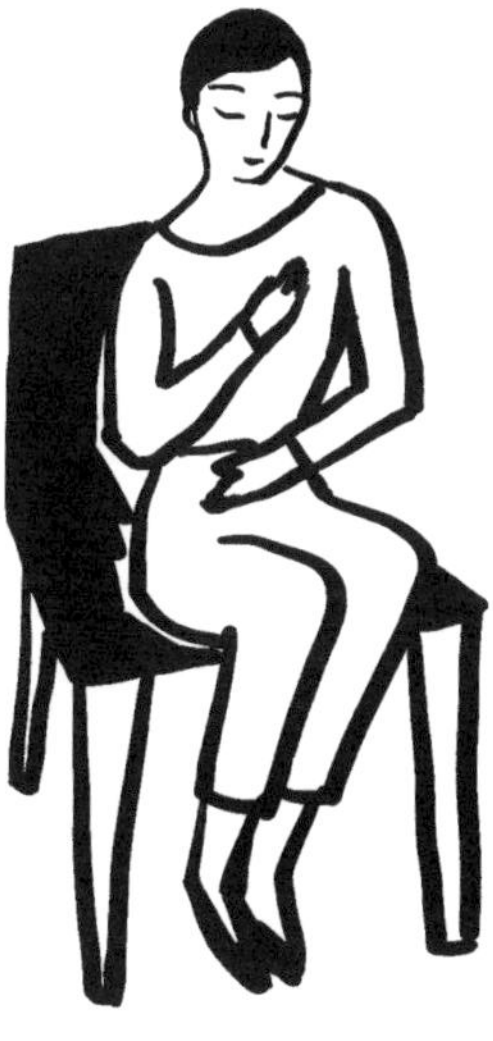

隠れ無呼吸症を防ぐ ブリージングチェック

集中していると呼吸が浅くなり、知らず知らずのうちに息を止めてしまうもの。仕事中、30分～1時間に1回〝深呼吸休憩〟をとるようにしましょう。胸とお腹に手を当てて、息が入ったり出たりするのを感じながら、約10回、深い呼吸をします。

7日間の変化を振り返ってみよう

- ◯ 朝起きたときの気分はどう？
- ◯ むくみが取れて体が軽くなった？
- ◯ 体重に変化はあった？
- ◯ お通じは快調？
- ◯ 肌に潤いや明るさを感じる？
- ◯ 夜はぐっすり眠れる？

1日の食事
モデルケース

アルカリ性食品70%:酸性食品30%を摂るのがアルカライズの基本。
1日の、理想的な献立を紹介します。
朝と昼にしっかり、夜は控えめに摂るリズムを習慣にしましょう。

起床

就寝中に失った水分を補給。アルカリ性のドリンクを1杯

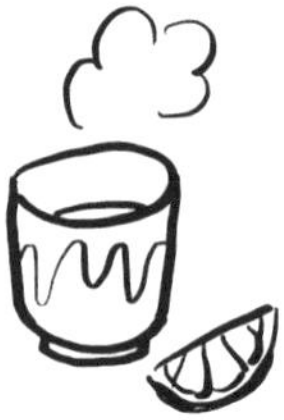

寝起きに白湯《さゆ》を1杯。レモンを添えて

寝起きの1杯は、負担をかけずにおだやかに胃腸の目覚めを促す白湯がおすすめ。レモンを絞って入れれば、即席のアルカリドリンクに。

お手軽なグリーンパウダーもおすすめ。小腹がすいたときのおやつにも!

グリーンパウダー(青汁)もアルカライズの味方。目覚めにはもちろん、日中の気分転換やおやつとしてもおすすめです。右/「インナービューティー アルカライン グリーンズ」(リベルタ/Well&B　P111参照)

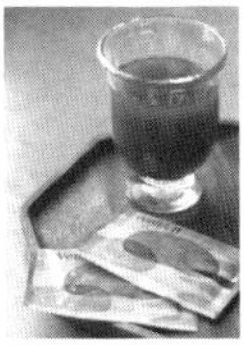

朝食

1日のエネルギー源・良質な炭水化物をしっかりと

たとえば、具だくさん味噌汁&玄米おにぎり

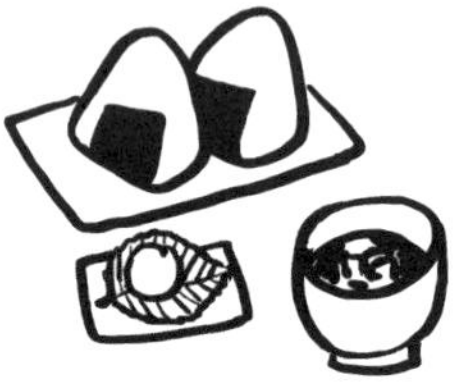

野菜やわかめをたっぷりと入れた具だくさんのお味噌汁を。玄米おにぎり(海苔で巻いたり、ひじきを混ぜ込んだりと海藻を加えるとさらにアルカリ度アップ)に梅干しを添えて。

＼ こんなメニューもおすすめ ／

オープンサンド

バターの代わりにアボカドを。ベビーリーフ、スプラウトなどをのせて。パンは全粒粉のもの、もしくは玄米ポンセンを。(⇒巻末P1)

チアシードプディング

たんぱく質や食物繊維が摂れるチアシード。ナッツミルクやオーツミルクなどに浸してひと晩おくと、ぷるぷるとしたプリンに。フルーツを添えて。(⇒巻末P11)

昼食

アルカライズのメインタイム。
お魚に海藻、根菜……。
体に良いものをたくさん食べて

たとえば
魚メインの和定食

胃腸が目覚め、体も活動的に動く日中は、食べたものを効率良くエネルギーへと変換できるとき。体を作る栄養素のたんぱく質と体を動かすエネルギー源である糖質をしっかりと摂りましょう。根菜類・葉物野菜・海藻もたっぷりと摂れる定食スタイルの献立を。

メインのたんぱく質食材の選び方

お肉よりも魚のほうが酸性度が低め。さばやあじなどの青背の魚なら良質な油脂（オメガ3のアブラ）が、鮭なら抗酸化成分のアスタキサンチンが摂れます。

夕食

夕食は軽めに。
アルカリ性の食材
たっぷりのスープを

ミネストローネ

夕食は、アルカリ性の野菜をたっぷりと入れたスープがおすすめ。根菜類をたっぷり入れたミネストローネなら、ほど良い満腹感も得られます。昼食と夕食の時間があいてしまうときは、夕方にナッツや青汁などの間食で軽くお腹を満たすのもおすすめ。

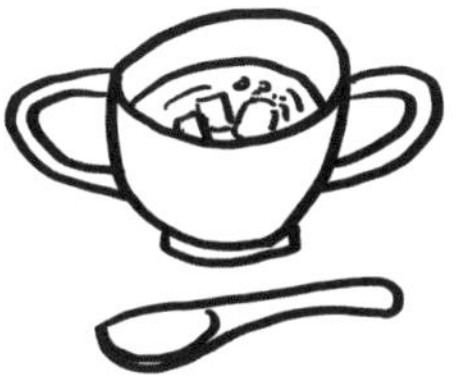

就寝前

就寝前に
リラックス効果のある
ハーブティを

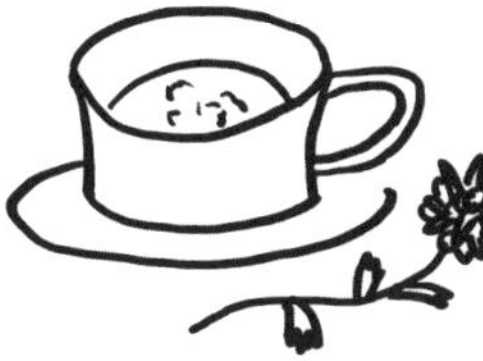

カモミールティ

夕食以降の時間は、ノンカフェインの飲み物を摂取するようにしましょう。中でもおすすめは、カモミールのハーブティ。カモミールはアルカリ性食品で、リラックス作用もあります。

食事のリズムには個人差があります。1日3食の場合のモデルケースを紹介しましたが、1日1食や2食のほうが調子が良いという人は無理にこの通りにする必要はありません。自分にとって快適で続けられる食事のリズムを継続しましょう。

あとがき

私たちの体には、酸とアルカリのバランスを調整する素晴らしい自然能力が備わっています。

しかし、現代の食生活とライフスタイルでは、酸を過剰に摂取してしまいがちです。毎日あまりにも忙しく過ごしていて、私たちの多くは家で料理をする時間が十分にとれず、便利な加工食品に手を出しがちです。それらは砂糖、精製穀物、体に悪い脂肪分、保存料や合成添加物、肉や加工肉が入っているものがほとんど。私たちの食生活は、色鮮やかで新鮮な野菜やホールフードが不足しがちで、マグネシウムやカリウムなどのミネラルが枯渇しています。さらに、日々のストレスや運動不足、睡眠不足もあって、呼吸も浅くなりがちです。これらの要因が重なると、体内の酸が過剰になり、酸を排出するため臓器や細胞はより一層働かなければならなくなります。

アルカリ性の食事とライフスタイルは、体内の生化学をサポートし、バランスをとり、強化するのに役立ちます。そうすることで、炎症が抑えられ、エネルギーが増し、代謝が良くなり、よく眠れるようになります。さらに頭も冴え、肌ツヤも上がり、ホルモンのバランスが整って、毎日気分良く過ごせるのです。

私の願いは、皆さんが生き生きとした健康状態でより優雅に美しく歳をとることです。

この本が、あなたの健康と人生を内側から変える手助けになることを、心から願っています！

Love Always

エリカ・アンギャル

[Part 1]
*1 Lambert DC, Abramowitz MK. "Obesity and the Risk of Low Bicarbonate: A Cohort Study." Kidney Med. 2021 Apr 15;3(4): 498-506. e1. doi: 10.1016/j.xkme.2021.02.006. PMID: 34401717; PMCID: PMC8350812.

Abbasalizad Farhangi M, Nikniaz L, Nikniaz Z. "Higher dietary acid load potentially increases serum triglyceride and obesity prevalence in adults: An updated systematic review and meta-analysis." PLoS One. 2019 May 9;14(5): e0216547. doi: 10.1371/journal.pone.0216547. PMID: 31071141; PMCID: PMC6508739.

*2 Brinkman JE, Toro F, Sharma S. "Physiology, Respiratory Drive." 2022 Jun 8. In: StatPearls [Internet]. Treasure Island (FL): StatPearls Publishing; 2022 Jan–Jun. PMID: 29494021.

Patel S, Miao JH, Yetiskul E, et al. "Physiology, Carbon Dioxide Retention. " 2022 Dec 26. In: StatPearls [Internet]. Treasure Island (FL): StatPearls Publishing; 2023 Jan. PMID: 29494063

*3 Vormann J, Worlitschek M, Goedecke T, Silver B. "Supplementation with alkaline minerals reduces symptoms in patients with chronic low back pain." J Trace Elem Med Biol. 2001;15(2-3): 179-183. doi: 10.1016/S0946-672X(01)80064-X. PMID: 11787986.

Liang CZ, Li H, Tao YQ, Zhou XP, Yang ZR, Li FC, Chen QX. "The relationship between low pH in intervertebral discs and low back pain: a systematic review." Arch Med Sci. 2012 Dec 20;8(6):952-6. doi: 10.5114/aoms.2012.32401. Epub 2012 Dec 19. PMID: 23319966; PMCID: PMC3542485

[Part 2]
*1 海洋学の 10年展望(I) ―日本海洋学会将来構想委員会物理サブグループの議論から―
海の研究(Oceanography in Japan), 2(6), 191- 218, 2013
気象庁HPより　海洋酸性化の知識
https://www.data.jma.go.jp/gmd/kaiyou/db/mar_env/knowledge/oa/oa_index.html

*2 Carnauba RA, Baptistella AB, Paschoal V, Hübscher GH. "Diet-Induced Low-Grade Metabolic Acidosis and Clinical Outcomes: A Review." Nutrients. 2017 May 25; 9(6): 538. doi: 10.3390/nu9060538.PMID: 28587067; PMCID: PMC5490517

Pizzorno J. "Acidosis: An Old Idea Validated by New Research." Integr Med (Encinitas). 2015 Feb;14(1): 8-12. PMID: 26770125; PMCID: PMC4566456.

Akter S, Kurotani K, Kashino I, Goto A, Mizoue T, Noda M, Sawada N, Tsugane S; Japan Public Health Center–based Prospective Study Group. "High Dietary Acid Load Score Is Associated with Increased Risk of Type 2 Diabetes in Japanese Men: The Japan Public Health Center-based Prospective Study." J Nutr. 2016 May;146(5): 1076-83. doi: 10.3945/jn.115.225177. Epub 2016 Apr 6. PMID: 27052540.

Akter S, Eguchi M, Kurotani K, Kochi T, Pham NM, Ito R, Kuwahara K, Tsuruoka H, Mizoue T, Kabe I, Nanri A. "High dietary acid load is associated with increased prevalence of hypertension: the Furukawa Nutrition and Health Study." Nutrition. 2015 Feb;31(2): 298-303. doi: 10.1016/j.nut.2014.07.007. Epub 2014 Jul 30. PMID: 25592007.

*3 "THE ACID ALKALINE FOOD GUIDE"(Dr.Susan E. Brown Larry, Trivieri, Jr. SQUARE ONE PUBLISHERS 2013)

*4 Mans F. "History of nutrition and acid-base physiology."Eur J Nutr.2001 Oct; 40(5): 189-199. doi: 10.1007/s394-001-8346-7. PMID: 11842944.

*5 "Dietary acid load and mortality among Japanese men and women: the Japan Public Health Center-based Prospective Study" Japan Public Health Center–based Prospective Study Group Am J Clin Nutr. 2017 Jul;106(1): 146-154. doi: 10.3945/ajcn.117.152876. Epub 2017 May 24.

*6 Pizzorno J, Frassetto LA, Katzinger J. "Diet-induced acidosis: is it real and clinically relevant?" Br J Nutr. 2010 Apr;103(8): 1185-94. doi: 10.1017/S0007114509993047. Epub 2009 Dec 15. PMID: 20003625.

[Part 3]

*1 Abbasalizad Farhangi M, Nikniaz L, Nikniaz Z. "Higher dietary acid load potentially increases serum triglyceride and obesity prevalence in adults: An updated systematic review and meta-analysis." PLoS One. 2019 May 9;14(5): e0216547. doi: 10.1371/journal.pone.0216547. PMID: 31071141; PMCID: PMC6508739.

*2 Schwalfenberg GK. "The alkaline diet: is there evidence that an alkaline pH diet benefits health?" J Environ Public Health. 2012;2012: 727630. doi: 10.1155/2012/727630. Epub 2011 Oct 12. PMID: 22013455; PMCID: PMC3195546.

Bushinsky DA, Smith SB, Gavrilov KL, Gavrilov LF, Li J, Levi-Setti R. "Chronic acidosis-induced alteration in bone bicarbonate and phosphate." Am J Physiol Renal Physiol. 2003 Sep;285(3): F532-539. doi: 10.1152/ajprenal.00128.2003. Epub 2003 May 20. PMID: 12759230.

*3 Hideo Hagihara, Vibeke S Catts, Yuta Katayama, Hirotaka Shoji, Tsuyoshi Takagi, Freesia L Huang, Akito Nakao, Yasuo Mori, Kuo-Ping Huang, Shunsuke Ishii, Isabella A Graef, Keiichi I Nakayama, Cynthia Shannon Weickert, Tsuyoshi Miyakawa. "Decreased brain pH as a Shared Endophenotype of Psychiatric Disorders." Neuropsychopharmacology. 2017 Aug 4. doi: 10.1038/npp.2017.167.

V. A. Magnotta, H.-Y. Heo, B. J. Dlouhy, N. S. Dahdaleh, R. L. Follmer, D. R. Thedens, M. J. Welsh, J. A. Wemmie. "Detecting activity-evoked pH changes in human brain." Proc Natl Acad Sci U S A, 2012 May 7;109(21): 8270-8273. doi: 10.1073/pnas.1205902109.

Prasad H, Rao R. "Amyloid clearance defect in ApoE4 astrocytes is reversed by epigenetic correction of endosomal pH." Proc Natl Acad Sci U S A. 2018 Jul 10;115(28): E6640-E6649. doi: 10.1073/pnas.1801612115. Epub 2018 Jun 26. PMID: 29946028; PMCID: PMC6048470.

https://www.nature.com/articles/laban0712-181a

*4 Mousavi M,et al;"The Association Between Dietary Acid Load and Odds of Migraine: A Case-Control Survey."Neurol Ther.2021 Jun;10(1): 335-348. doi: 10.1007/s40120-021-00247-2. Epub 2021 Apr 24.PMID: 33893990; PMCID: PMC8140036

Study on plant-based diet and deduction of headaches: Bunner,A. E.,Agarwal,U.,Gonzales,J.F.et.al.Nutrition intervention for migraine: a randomized crossover trial.J Headache pain 15,69(2014)

Jakše B, Jakše B, Pajek M, Pajek J. "Uric Acid and Plant-Based Nutrition." Nutrients. 2019 Jul 26;11(8): 1736. doi: 10.3390/nu11081736. PMID: 31357560; PMCID: PMC6722549.

*5 Frassetto L, Morris RC Jr, Sellmeyer DE, Todd K, Sebastian A. "Diet, evolution and aging--the pathophysiologic effects of the post-agricultural inversion of the potassium-to-sodium and base-to-chloride ratios in the human diet." Eur J Nutr. 2001 Oct;40(5): 200-13. doi:10.1007/s394-001-8347-4. PMID: 11842945.

McSherry E, Morris RC Jr. "Attainment and maintenance of normal stature with alkali therapy in infants and children with classic renal tubular acidosis." J Clin Invest. 1978 Feb;61(2): 509-27. doi: 10.1172/JCI108962. PMID: 621287; PMCID: PMC372562.

[Part 4]

"THE ACID ALKALINE FOOD GUIDE"(DR.Susan E. Brown, Larry Trivieri,Jr. SQUARE ONE PUBLISHERS 2013)

*1 Duan Y, Qi Q, Liu Z, Zhang M, Liu H. "Soy consumption and serum uric acid levels: A systematic review and meta-analysis." Front Nutr. 2022 Sep 2;9: 975718. doi: 10.3389/fnut.2022.975718. eCollection 2022. PMID: 36118757; PMCID: PMC9479323.

*2 東京都水道局ホームページ　https://www.waterworks.metro.tokyo.lg.jp/faq/qa-22.html

[Part 5]

*1 Kuss DJ, Griffiths MD. "Social Networking Sites and Addiction: Ten Lessons Learned." International Journal of Environmental Research and Public Health. 2017; 14(3): 311. https://doi.org/10.3390/ijerph14030311

Andreassen, C.S. "Online Social Network Site Addiction: A comprehensive review." Curr Addict; Rep. 2015, 2, 175-184.

Tamir DI, Mitchell JP. "Disclosing information about the self is intrinsically rewarding." Proc Natl Acad Sci U S A. 2012 May 22;109(21): 8038-43. doi: 10.1073/pnas.1202129109. Epub 2012 May 7. PMID: 22566617; PMCID: PMC3361411.

Griffiths, M.D., Kuss, D.J. & Demetrovics, Z. (2014). "Social Networking Addiction: An Overview of Preliminary Findings." In K. Rosenberg & L. Feder (Eds.), "Behavioral Addictions: Criteria, Evidence and Treatment" (pp.119-141). New York: Elsevier.

Kuss, D.J. & Griffiths, M.D. (2011). "Online social networking and addiction: A literature review of empirical research." International Journal of Environmental Research and Public Health, 8, 3528-3552.

Pontes, H.M., Kuss, D.J. & Griffiths, M.D. (2015). "Clinical psychology of Internet addiction: A review of its conceptualization, prevalence, neuronal processes, and implications for treatment." Neuroscience and Neuroeconomics, 4, 11-23.

*2 "Report on Absorption of magnesium sulfate (Epsom salts) across the skin." Dr RH Waring, School of Biosciences, University of Birmingham. B15 2TT, U.K. r.h.waring@bham.ac.uk

エリカ・アンギャル Erica Angyal

栄養コンサルタント／1969年オーストラリア・シドニー生まれ。シドニー工科大学およびネイチャーケアカレッジ（栄養学）卒業。健康科学学士。血液型と体質の個人差を研究するThe Institute for Human Individuality（IfHI）のフェロー（研究員）資格をもつ。オーストラリアで医師とともに、アレルギーや自己免疫疾患、心臓病や糖尿病などの生活習慣病や、肌コンディションに悩む患者の治療に従事する。1985年、大分の高校での1年間の交換留学で初来日。2004年から8年間ミス・ユニバース・ジャパン公式栄養コンサルタントとして世界一の美女を目指すファイナリストたちに「美しくなる食生活」を指南。2015年からNHK WORLDの医療情報番組「Medical Frontiers」でプレゼンターを務める。栄養学、薬理学、生理学など予防医学における最新の研究、論文などもチェックし、「内側からより美しく、心も身体もすこやかに輝く」をテーマに、ハッピーな毎日のための食とライフスタイルを発信している。『世界一の美女になるダイエット』『最強でエレガントな免疫を作る100のレッスン』（幻冬舎）、『グルテンフリーダイエット』（ポプラ社）など著書多数。
HP：www.erica-angyal.com
FB：www.facebook.com/ericaangyal
Instagram@erica.angyal_official

Staff
撮影
結城剛太

イラスト
網中いづる

デザイン
阿部美樹子

料理・スタイリング
門司紀子

制作協力
小島優子

本文DTP
昭和ブライト

校正
玄冬書林

取材・構成
もりたじゅんこ

制作
遠山礼子・斉藤陽子

販売
中山智子

宣伝
鈴木里彩

編集
益田史子

不調を治す
アルカライズダイエット
アルカリ性体質へ！ 7日間で体リセット

2023年7月3日　初版第1刷発行

著　者　エリカ・アンギャル
発行人　下山明子
発行所　株式会社 小学館
〒101−8001
東京都千代田区一ツ橋２−３−１
電話（編集）03・3230・5192
（販売）03・5281・3555
印刷所　大日本印刷株式会社
製本所　牧製本印刷株式会社

ISBN978-4-09-311534-6

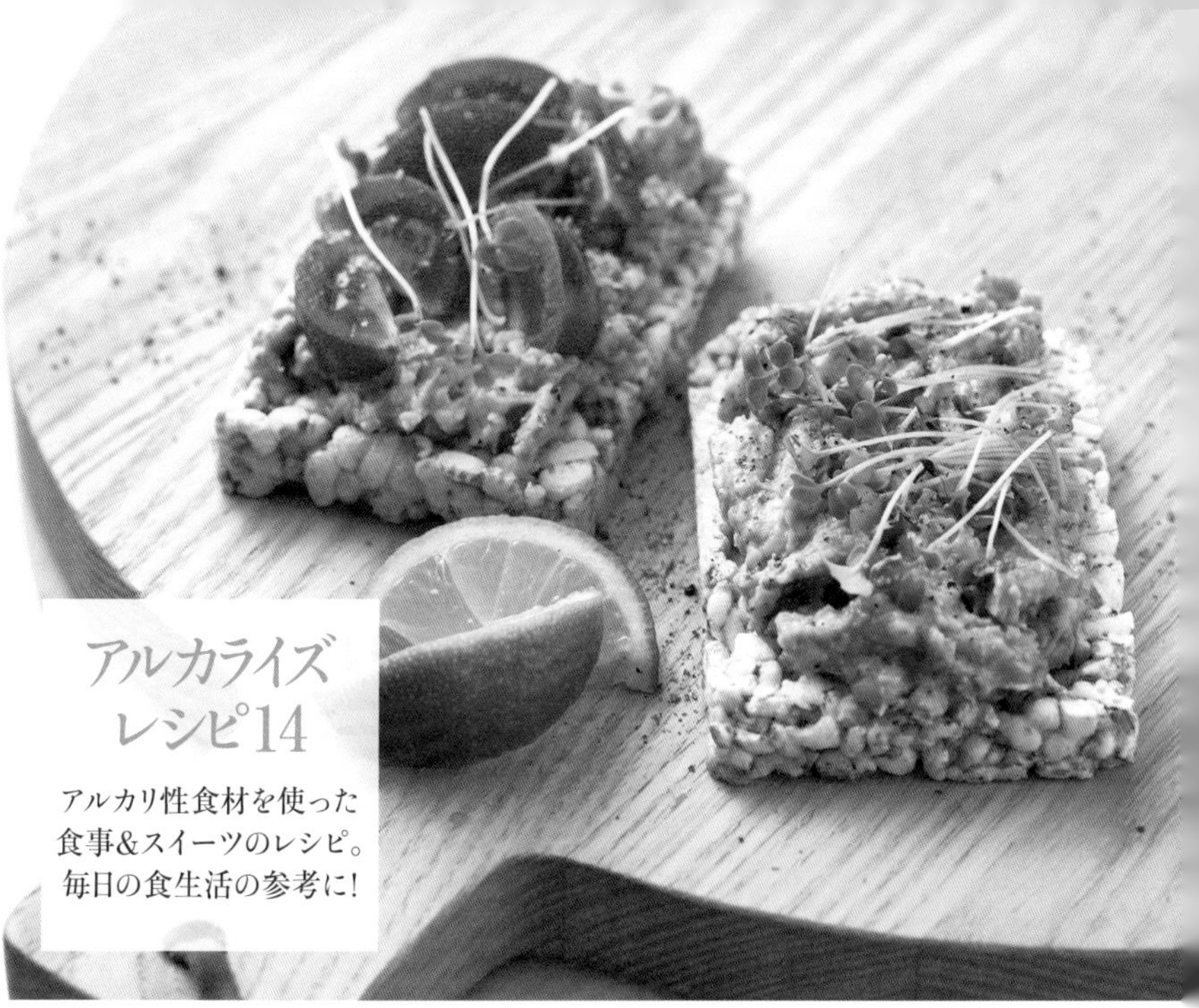

アルカライズレシピ14

アルカリ性食材を使った食事&スイーツのレシピ。毎日の食生活の参考に!

アボカドポンセン

アルカリ性食材のアボカドをのせた簡単おつまみ

材料（2～3人分）

アボカド
（半分に割って種を取り、ダイス状に切れ目を入れる） 1個

A
オリーブオイル　大さじ1
塩　適量
黒こしょう　適量

ブロッコリースプラウト　適量
ミニトマト（1/4～1/6に切る） 適量
チリペッパー　適宜
玄米ポンセン　2～3枚
ライム（斜め切り） 1/4個

*アルカリ性食材に下線を引いています。レシピ内の塩は海塩、オリーブオイルはエクストラバージンオリーブオイルを使用しています。

作り方

①ボウルにアボカドを入れ、フォークなどで粗くつぶす。
②Aを加えて味を調える。
③玄米ポンセンに②、ブロッコリースプラウトとミニトマトをのせ、チリペッパーをふりかける。適宜ライムを搾っていただく。

note

アボカドはカロテノイドやミネラルが豊富。ブロッコリースプラウトはブロッコリーより栄養価が高く、強い抗酸化作用があるスルフォラファンを含んでいて、肝機能の改善や免疫活性化にも。

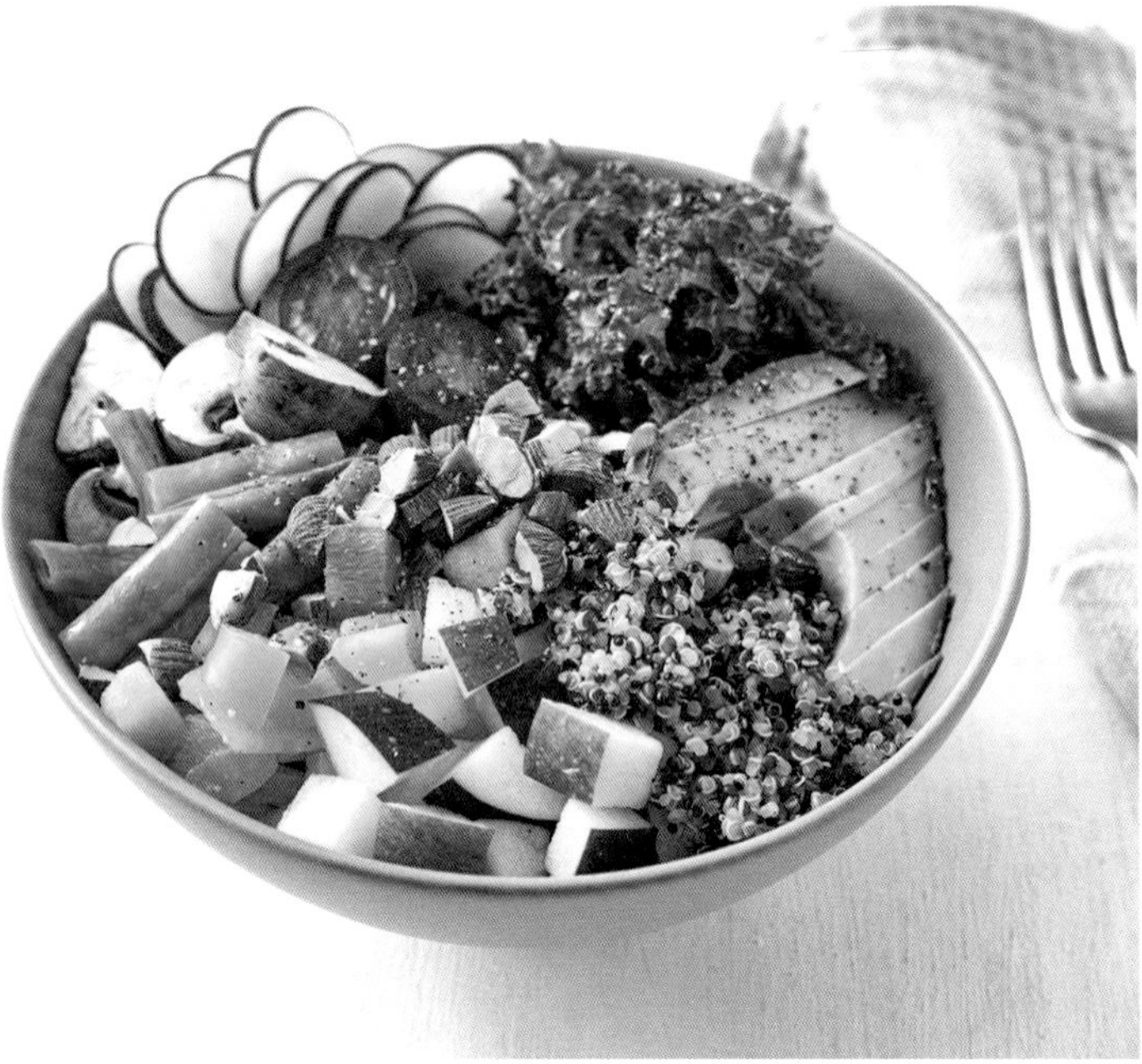

ブッダボウル

海外で人気の完全ベジタリアンなサラダボウル

材料（2人分）

ケール（粗めのみじん切り） 2枚
アボカド（種を取り、縦にスライス） 1/2個
ミニトマト（1/2に切る） 8個
マッシュルーム（1/4に切る） 6個
いんげん（茹でてへたを切り、長さ5cmに切る） 5本
黄パプリカ（約7mmの角切り） 1/4個
ラディッシュ（薄切り） 3個
りんご（約7mmの角切り） 1/4個
キヌア（炊く） 大さじ2
アーモンド（粗く刻む） 10個

A
オリーブオイル　大さじ1
バルサミコ酢　大さじ1
たまり醤油　小さじ1/2
塩　少々
黒こしょう　少々

オリーブオイル　大さじ1/2

作り方

①ケールをボウルに入れ、Aを加えてざっくり混ぜて和え、深めの皿に盛る。
②①の上にほかの具材を彩り良く盛りつける。仕上げにオリーブオイルを回しかけ、黒こしょう（分量外）を足す。全体を混ぜながらいただく。

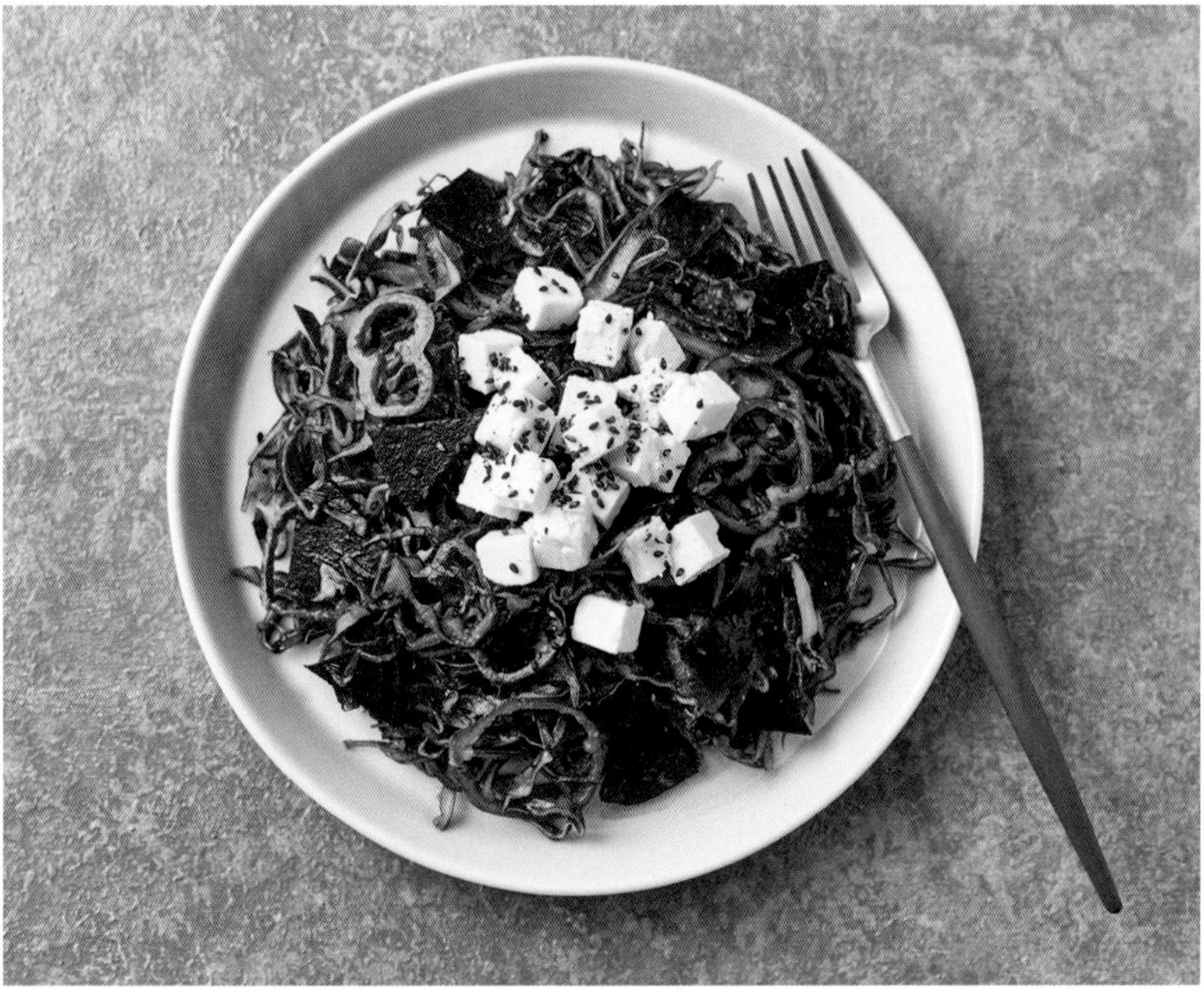

わかめとビーツ、紫キャベツのサラダ

天然のアルカリミネラルサプリ、わかめを使った鮮やかサラダ

材料（2人分）

乾燥わかめ
（湯で戻し、食べやすい大きさに切る）
3g
紫キャベツ（千切り） 1/4個
ピーマン（輪切り） 1個
ビーツ（水煮／いちょう切り）
1個

ドレッシング

レモン汁　大さじ1
オリーブオイル　大さじ1/2
りんご酢　大さじ1/2
白ごまペースト　小さじ1
蜂蜜　小さじ1/2
塩　ひとつまみ

トッピング

フェタチーズ（約1cmの角切り） 30g
黒いりごま　小さじ1/2

作り方

①ボウルに具材とドレッシングの材料を入れ、ざっくりと和える。
②皿に盛り、フェタチーズと黒いりごまをトッピングする。

note

わかめにはカルシウム、マグネシウム、ヨウ素といったミネラルと、抗酸化・抗炎症作用、抗肥満作用で知られているファイトケミカルの一種、フコキサンチンが含まれます。

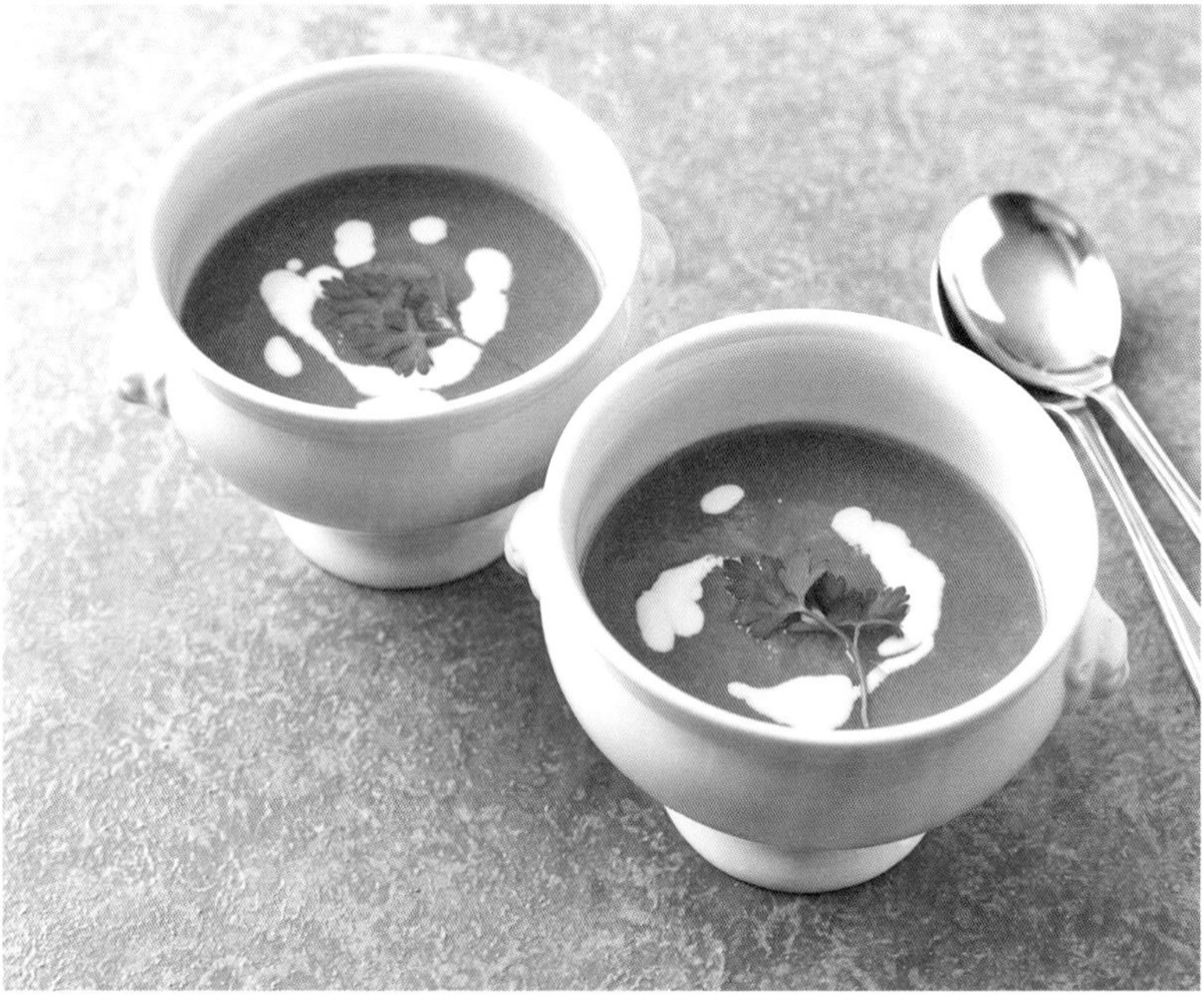

栄養豊富なアルカリ野菜たっぷりのスープ
キャロットスープ

材料（2人分）

にんじん
（オーガニック／約1cmの角切り）
1.5本

じゃがいも（約1cmの角切り）　小1個

玉ねぎ（くし形切り）　1/4個

生姜（千切り）　5g

水　350mL

オーガニック野菜だし（粉末）　1包

塩　少々

オリーブオイル　小さじ1

無調整豆乳　大さじ1

イタリアンパセリ　適宜

作り方

①鍋に水を入れ、にんじん、じゃがいも、玉ねぎ、生姜を入れてやわらかくなるまで茹でる。途中、あくが出てきたら取り除く。

②①を少し冷まし、ハンドミキサーやブレンダーなどでなめらかなピューレ状にする。

③さらに火にかけ、オーガニック野菜だしと塩を加え、味を調える。

④小皿にオリーブオイルと豆乳を入れてよく混ぜて乳化させ、とろみをつける。

⑤皿にスープを盛り、④を回しかけ、イタリアンパセリをのせる。

note

にんじんにはβ-カロテンが豊富で抗酸化作用があり、じゃがいもにはアルカリ性ミネラルのカリウムが豊富です。

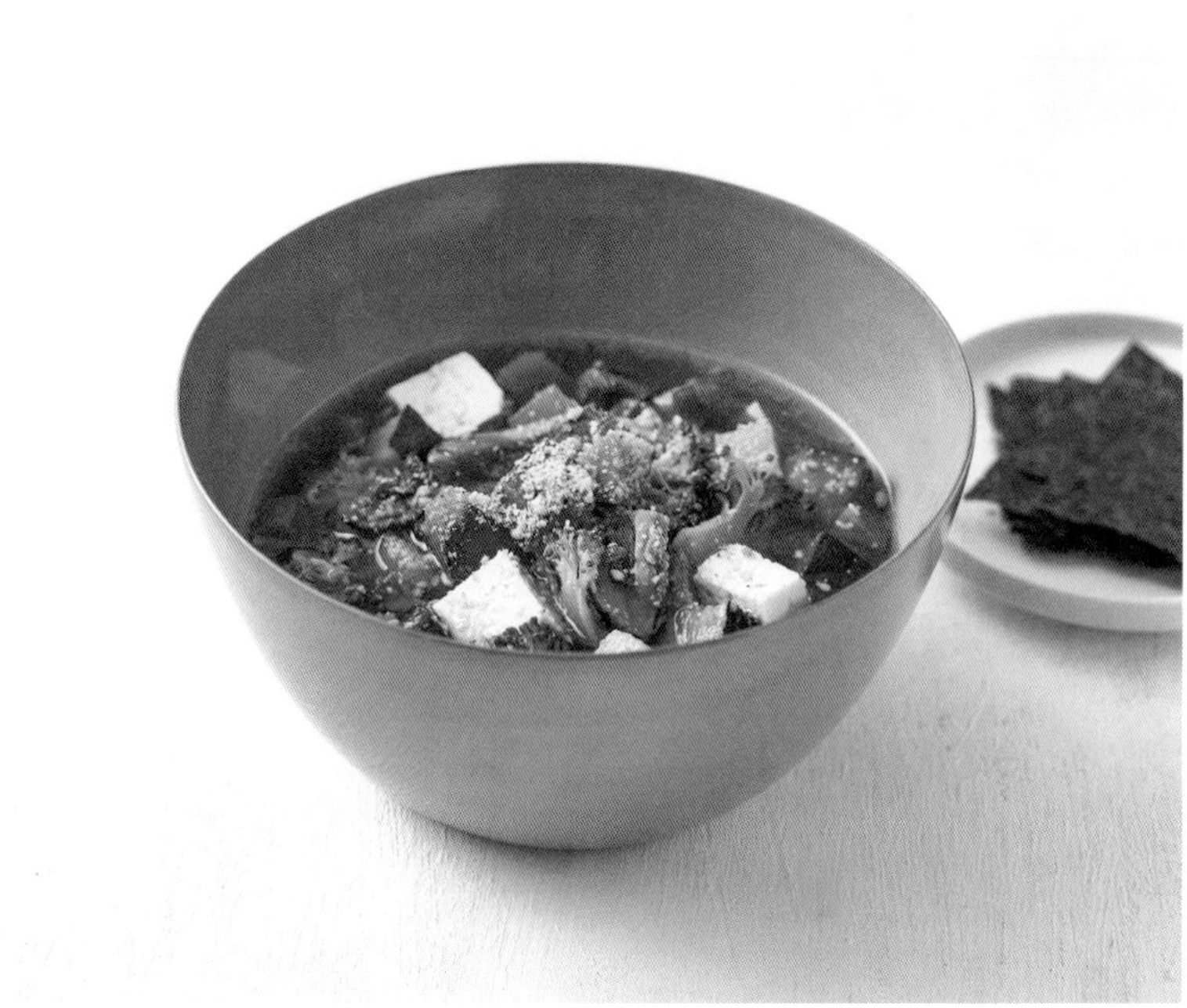

具だくさん味噌スープ

スーパーアルカライズな海苔を加えて毎日飲みたい！

材料（2人分）

にんじん
（オーガニック／約1㎝の角切り）
1/2本

かぼちゃ
（食べやすい大きさに切る） 1/10個

さつまいも
（食べやすい大きさに切る） 1/2本

ブロッコリー
（食べやすい大きさに切る） 1/3株

マッシュルーム（1/4に切る） 4個

木綿豆腐（約1.5㎝の角切り） 1/3丁

ケール（食べやすい大きさに切る） 1枚

だし汁 500mL

味噌
（米味噌または大豆味噌）大さじ2

白すりごま 適宜

オリーブオイル 適宜

海苔 適量

作り方

①鍋にだし汁を入れにんじんを茹でる。少しやわらかくなったら、かぼちゃ、さつまいもを加えさらにブロッコリー、マッシュルーム、豆腐を入れる。具材にほど良く火が通ったら、最後にケールを加えて火を止める。

②味噌を加えて味を調える。

③器に盛り、白すりごまをふり入れ、オリーブオイルを回しかける。さらに海苔をちぎって入れていただく。

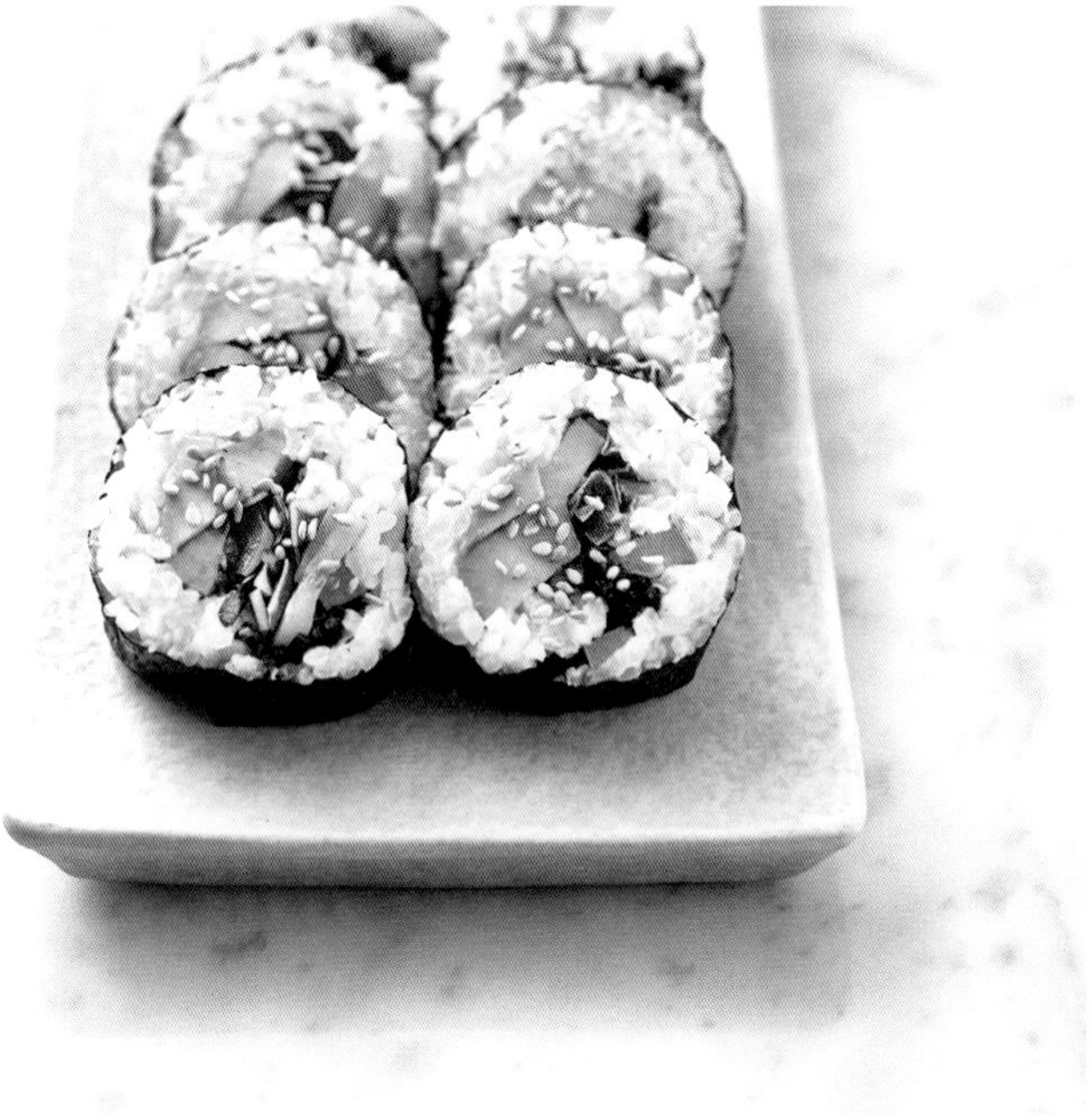

ご飯にカリフラワーライスを混ぜてアルカリ化

カリフラワーライスと彩り野菜の太巻き

材料（太巻き１本分）

カリフラワーライス（冷凍） 100g
ご飯（白米） 100g

A
米酢　大さじ１
きび砂糖　小さじ１
塩　少々

海苔　全形１枚

具材
紫キャベツ（千切り） 1/12 個
アボカド
（種を取り、縦に薄切り） 1/4 個
黄パプリカ（縦に薄切り） 1/6 個
乾燥ひじき（水で戻す） 10g
オリーブオイル　小さじ 1/2
醤油　小さじ 1/4
白いりごま　適宜

作り方

①解凍したカリフラワーライスをフライパンで温め、ご飯とともにボウルに入れ混ぜる。A を加えて切るように混ぜて酢飯を作り、冷ましておく。
②ひじきは水気をよく切ってから、オリーブオイルと醤油で味付けする。
③巻きすの上にラップを敷き、海苔をのせ、①の酢飯を均一に広げる。その上に具材をのせてしっかりと巻く。切り分けて皿に盛り、白いりごまをかける。

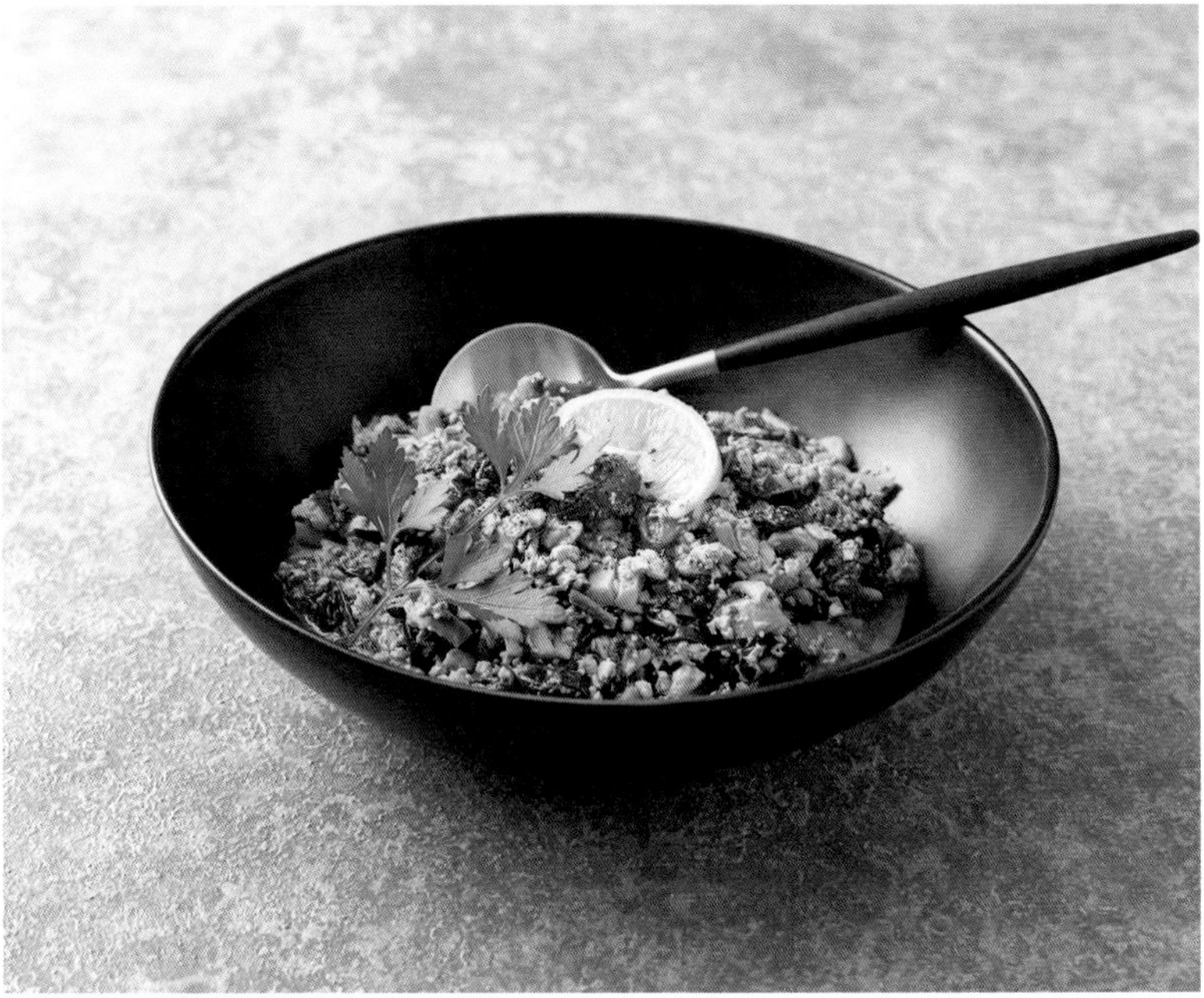

スクランブルターメリック豆腐

豆腐のたんぱく質で食べ応えのある一皿

材料（2〜3人分）

木綿豆腐　1丁
オリーブオイル　大さじ1
レモン汁　大さじ1
ターメリックパウダー
　小さじ1/2
塩　小さじ1/4

A
ミニトマト（1/4に切る）10個
ケール（約3cm幅に切る）1枚
まいたけ（粗く刻む）1/2パック
オレガノ（ドライ）小さじ1/2
ガーリックパウダー　小さじ1/6

たまり醤油　小さじ1/2
黒こしょう　少々
レモン（薄切り）　適宜
イタリアンパセリ　適宜

作り方

①豆腐はペーパータオルで包み重しをのせて、水を切る。
②フライパンにオリーブオイルを熱し①をほぐしながら加え、そぼろ状になるよう炒め、レモン汁、ターメリックパウダー、塩を加えて水気がなくなるまで炒める。
③②のフライパンにAを加えて全体を混ぜ、野菜がくたっとするまで炒める。
④たまり醤油を加えさっと混ぜ、黒こしょうで味を調える。皿に盛り、レモンとイタリアンパセリをのせる。

note
海外のカフェで人気のヴィーガンメニューです。

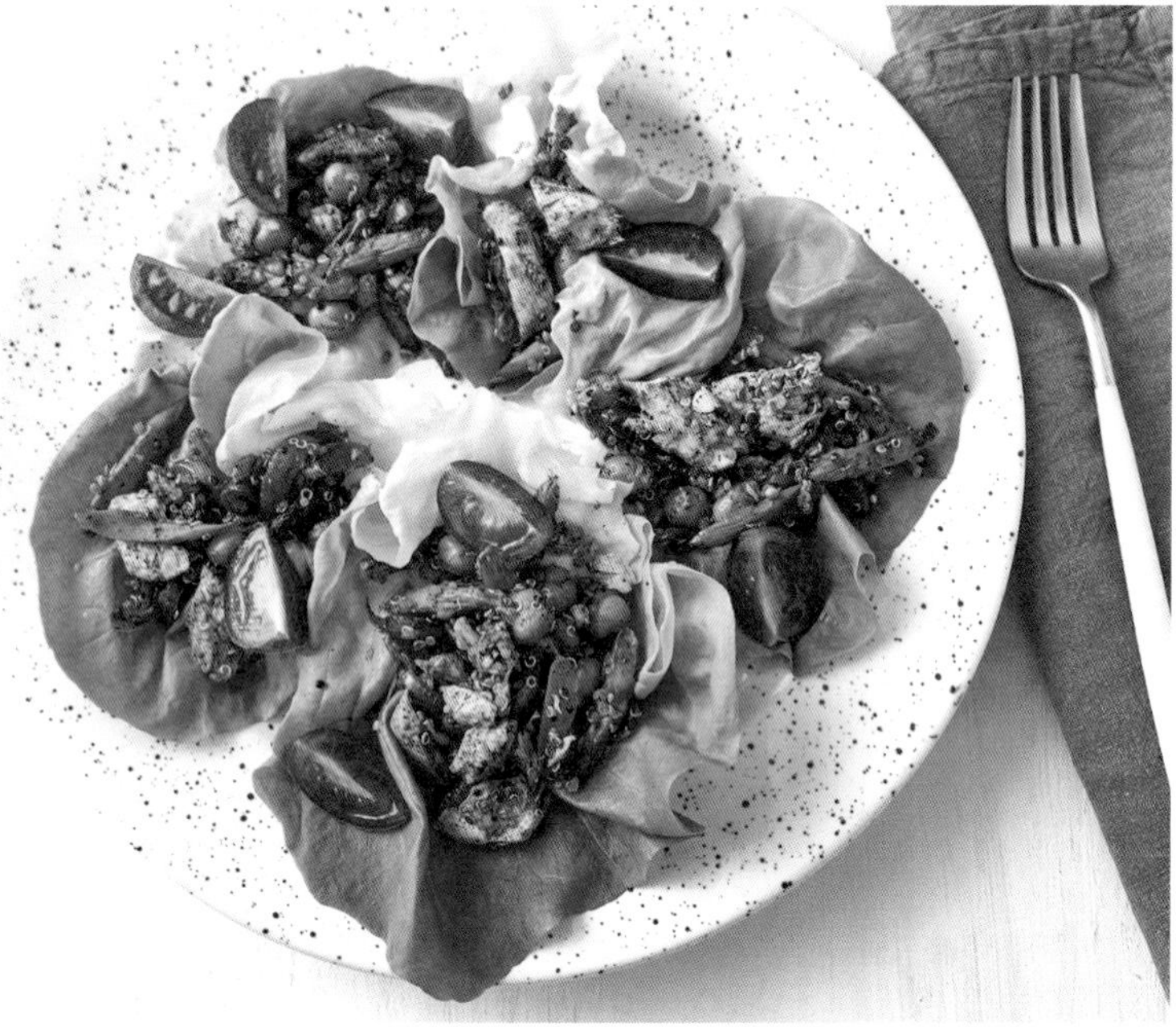

パーティのおもてなしにもおすすめ

鮭とアスパラのレタスラップ

材料（2～3人分）
生鮭　1切れ（90g）
アスパラガス（乱切り）2本
紫玉ねぎ（薄切り）1/2個
ミックスビーンズ　40g
キヌア（炊く）大さじ2
オリーブオイル　大さじ1
料理酒　大さじ1

塩　少々
黒こしょう　少々
レタス（写真はサラダ菜）3～4枚
チリペッパー　少々

ミニトマト（1/4に切る）適宜

作り方
①フライパンにオリーブオイル大さじ1/2を熱し、生鮭を焼く。ひっくり返し両面の色が変わったら、料理酒をふり、ふたをして5分ほど蒸し焼きにし、内側まで火を通す。焼けたら一旦、皿に移しておく。
②フライパンを軽く拭き、残りのオリーブオイルを熱し、アスパラガスと紫玉ねぎを炒め、軽く塩・黒こしょうをふる。
③ボウルに、身をほぐした①と②、ミックスビーンズ、キヌアを入れて混ぜ、さらに塩・黒こしょうで味を調える。
④皿にちぎったレタスを敷いて③をのせ、チリペッパーをふりかける。ミニトマトをのせても。

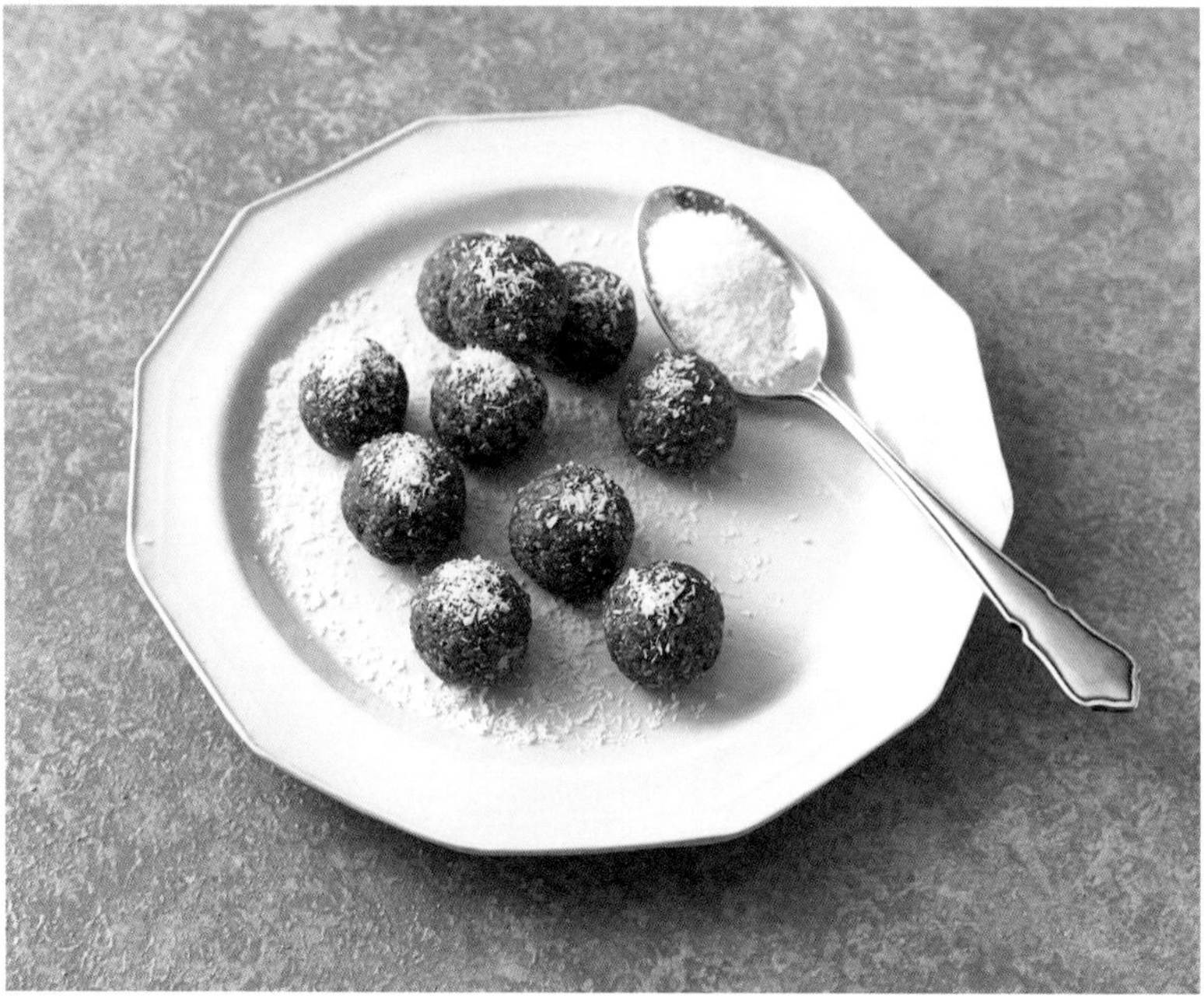

ビューティボール

甘さ+栄養! 満腹感が得られるロースイーツ

材料(10個分)

A

アーモンド(粗く刻む) 30g
ココナッツファイン 50g
ココナッツオイル 小さじ1
塩 少々

B

デーツ(種を取り、粗く刻む) 60g
バニラ・エキストラクト
小さじ1/4
粉末抹茶 小さじ1/2

ココナッツファイン 適量

作り方

①Aをフードプロセッサーにかけ、アーモンドが細かくなるまで攪拌する。
②①にBを加え、デーツがピューレ状になるまで攪拌する。
③ひと口大のボール状に丸め、ココナッツファインをまぶす。

note

ナッツの中でアルカリ度が高いアーモンド。カルシウムとマグネシウム、食物繊維を豊富に含み、良質なたんぱく源にも。デーツはカリウムとマグネシウムが非常に多いです。美容系トッピングにはココナッツファインのほか、カカオパウダーやごまなどもおすすめ。

アルカリ食材をトッピング

●バナナボート(左)

材料

バナナ(縦半分に切る) 1本
アーモンドバター 大さじ1

トッピング

スライスアーモンド 適宜
レーズン 適宜
カカオニブ 適宜

作り方

バナナの上にアーモンドバターを塗り、トッピングをのせる。

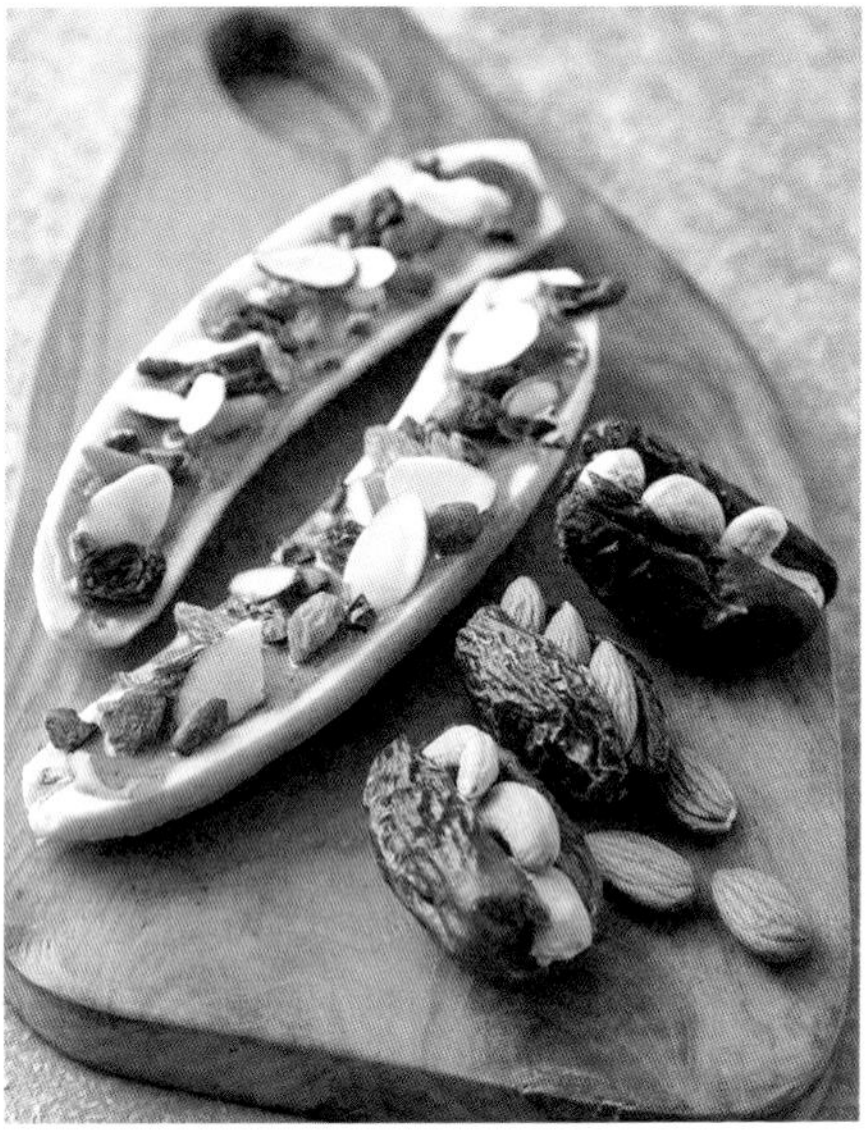

中東のメジャーなスナック

●デーツ and ナッツ(右)

材料

デーツ 適量
アーモンド 適量
カシューナッツ 適量

作り方

デーツは縦に切り込みを入れる。種とへたを取り、ナッツを挟む。

わかめ入りのユニークなスムージー

●わかめベリースムージー

材料(2杯分)

バナナ(5〜6個にちぎる) 1本
乾燥わかめ
(湯に浸して戻す) 小さじ1
ブルーベリー 40g
無調整豆乳 200mL

トッピング

ブルーベリー 適宜
蜂蜜 適宜
ミントの葉 適宜

作り方

材料をミキサーやブレンダーで攪拌し、器に入れトッピングをのせる。

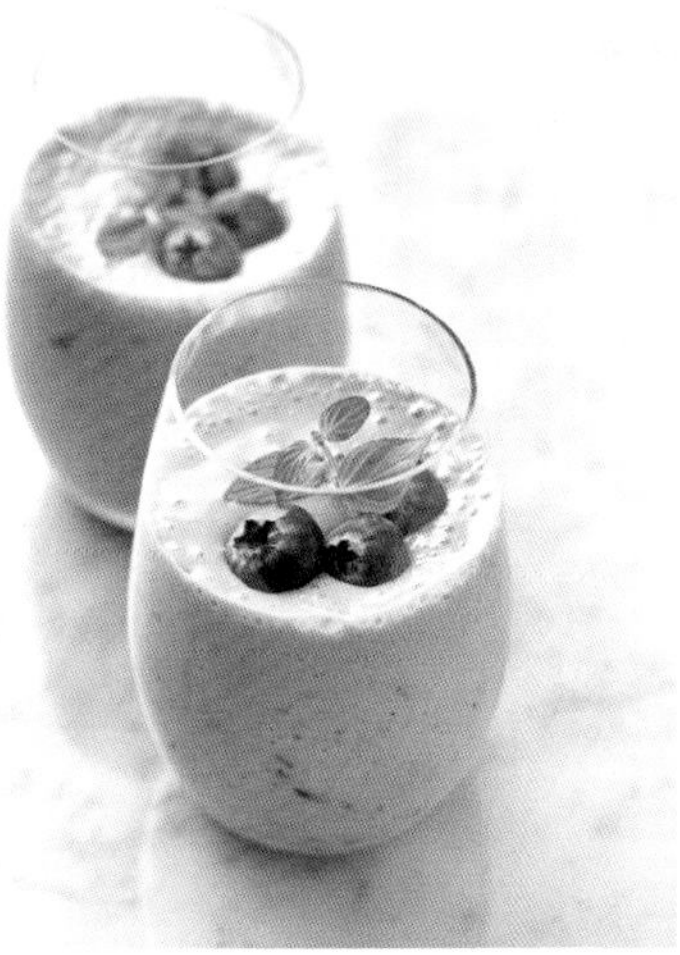

栄養の宝庫チアシードをスイーツに

●チアシードプディング

材料（2杯分）

A

チアシード　大さじ3

無調整豆乳（ほかのプラントベースミルクでも可）　200mL

蜂蜜　小さじ1

バニラ・エキストラクト　4～5滴

トッピング

ブルーベリー、ラズベリー　適宜

ミントの葉　適宜

作り方

①器にAを入れ、スプーンなどでよく混ぜる。ラップをして冷蔵庫でひと晩おく。

②トッピングをのせる。

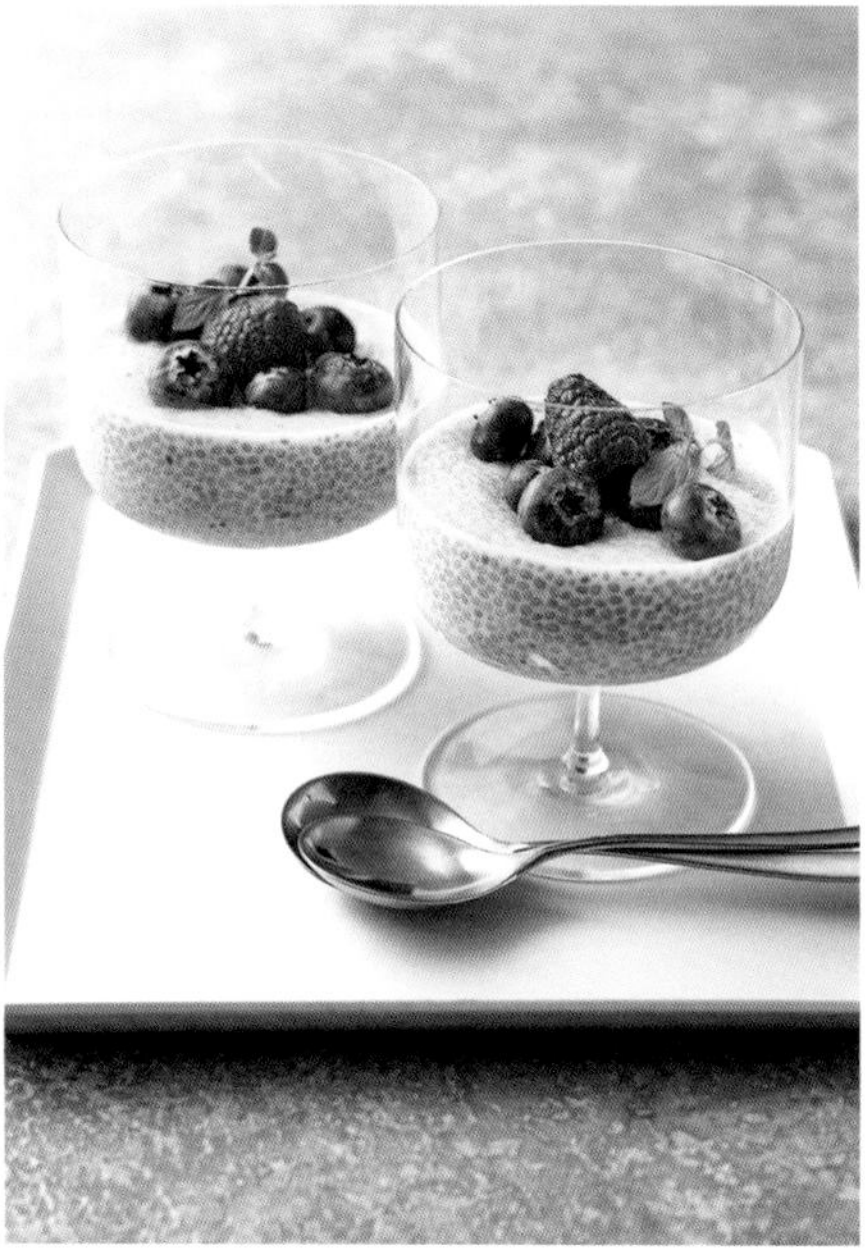

爽やか&涼しげな簡単アルカリドリンク

●チアフレスカ

材料（2杯分）

チアシード　大さじ1と1/2

ミネラルウォーター　300mL

蜂蜜（またはメープルシロップ）　小さじ1

レモン汁　大さじ3

ライムやレモンのスライス、ミントの葉　適量

作り方

①チアシードをミネラルウォーターに15分ほど浸す。

②グラスに①と蜂蜜、レモン汁を加え、よく混ぜる。好みでスライスしたライムやレモン、ミントの葉を添える。

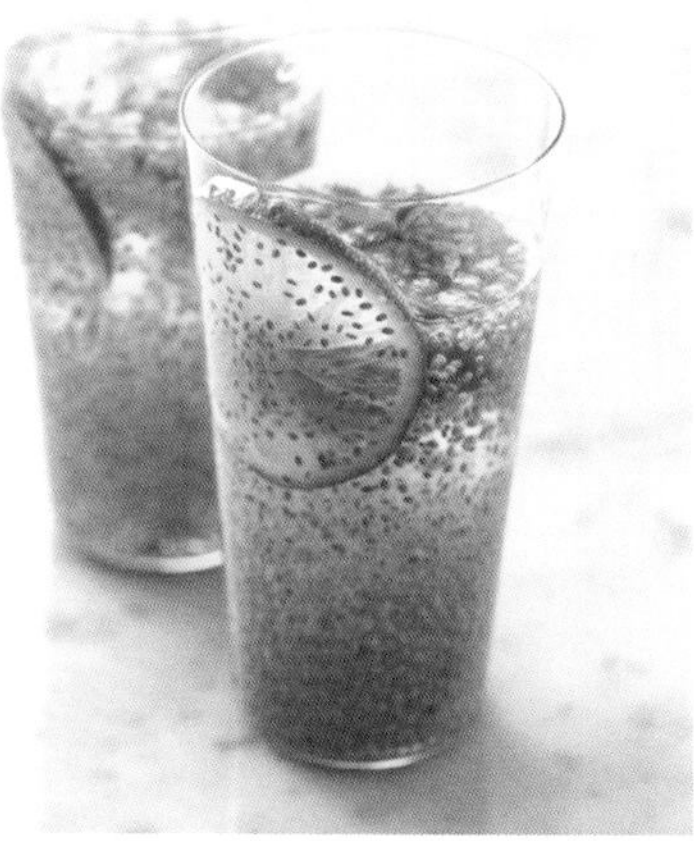

FOOD LIST アルカリ性／酸性 フードリスト

EAT 70%

高アルカリ性

アスパラガス　ケール　ごぼう　さつまいも　大根　玉ねぎ　唐辛子　セロリ
かぼちゃ　生姜　パセリ　フェンネル　ラディッシュ　れんこん

いちご　柿　キウイフルーツ　栗　すいか　パイナップル　パパイヤ　ブラックベリー
マンゴー　みかん　メロン　ライム　ラズベリー

海塩　海藻　昆布　ひじき　海苔　わかめ　梅酢　味噌　ジンジャーティ

中アルカリ性

いんげん　オクラ　カリフラワー　かぶ　キャベツ　クレソン　コリアンダー　里芋
じゃがいも　ズッキーニ　青梗菜　長ねぎ　なす　にんにく　白菜　バジル
パプリカ　ビーツ　ピーマン　ブロッコリー　もやし　ルッコラ　レンズ豆　レタス

アボカド　オレンジ　グリーンオリーブ　グレープフルーツ　バナナ　ぶどう
ブルーベリー　梨　桃　ライチ　りんご　レモン

オレガノ　カシューナッツ　クミンシード　グリーンオリーブ　シナモン　タイム
タラゴン　ディル　レーズン　わさび　アガベシロップ　寒天　キムチ　黒こしょう
ココナッツミルク　ザワークラウト　醤油　りんご酢

低アルカリ性

枝豆　きゅうり　さやえんどう　にんじん（オーガニック）　マッシュルーム
ココナッツ　米（ジャポニカ米）

アーモンド　マカダミアナッツ　キヌア　ごま　チアシード　スピルリナ
ホエイ（乳清）　アボカドオイル　亜麻仁オイル　オリーブオイル　ギー（バター）
ココナッツオイル　アーモンドミルク（無糖）　カモミールティ　ハーブティ　緑茶

アーモンド粉　オートミール（無糖）　ごまペースト　チリソース（赤）
バジルソース　カイエンペッパー　ヘンプシード　ローリエ

---

pH 7.0 中性

低酸性

トマト　にんじん　ほうれん草　イチジク（生・ドライ）　デーツ　プルーン（生）
あさり　卵　小豆　黒豆　白いんげん豆　ひよこ豆　松の実　緑豆

牛乳　ヨーグルト（無糖・加糖）　オイスターソース　カレー粉　米酢　ナンプラー
日本酒　バター　バルサミコ酢　マヨネーズ　蜂蜜　みりん　メープルシロップ
ごま油　菜種油　オートミール（加糖）　そば　紅茶

中酸性

肉（鴨、鶏、豚、羊）　レバー（牛・鶏）　いか　牡蠣　かに　鮭　さば　たら
ほたて　クランベリー　黒オリーブ　ざくろ　とうもろこし　ピスタチオ
ピーカンナッツ　ピーナツ

カッテージチーズ　クリームチーズ　ヨーグルト（加糖）　ピクルス　ツナ缶　ハム
コーンフレーク（無糖）　全粒粉パスタ　ピーナツバター　ポップコーン　ライ麦パン
コーヒー　ビール（ダーク）　ワイン　サラダ油　ラード　アスパルテーム　サッカリン

高酸性

牛肉（レバー除く）　えび　めかじき　ムール貝　ロブスター　大豆　クルミ
ヘーゼルナッツ

カマンベールチーズ　モッツアレラチーズ　大豆粉　白砂糖　ワインビネガー
アイスクリーム　ソーセージ　ドーナツ　豆腐　パスタ（小麦粉）　パン（小麦粉）
ベーコン　ピザ　プリン　揚げ物　エスプレッソコーヒー　ソフトドリンク　炭酸水
豆乳　ウオッカ　ウイスキー　ビール（ペール）　プロテインパウダー

EAT 30%

参考文献／『THE ACID ALKALINE FOOD GUIDE』Dr. Susan E. Brown, Larry Trivieri Jr.
SQUARE ONE PUBLISHERS 2013

＊アルカリ性／酸性の分類は、文献によって異なる場合があります。